儿科临床实践指南的

制订、评价与实施

陈耀龙　李　秋 ◎ 主编

科学技术文献出版社
SCIENTIFIC AND TECHNICAL DOCUMENTATION PRESS

·北京·

图书在版编目（CIP）数据

儿科临床实践指南的制订、评价与实施/陈耀龙，李秋主编. -- 北京 : 科学技术文献出版社，2024. 9.

ISBN 978-7-5235-1726-0

I. R720.5

中国国家版本馆 CIP 数据核字第 2024AW6570 号

儿科临床实践指南的制订、评价与实施

策划编辑：孔荣华　责任编辑：胡　丹　责任校对：张　微　责任出版：张志平

出　版　者	科学技术文献出版社
地　　　址	北京市复兴路15号　邮编　100038
编　务　部	(010) 58882938，58882087（传真）
发　行　部	(010) 58882868，58882870（传真）
邮　购　部	(010) 58882873
官方网址	www.stdp.com.cn
发　行　者	科学技术文献出版社发行　全国各地新华书店经销
印　刷　者	北京虎彩文化传播有限公司
版　　　次	2024 年 9 月第 1 版　2024 年 9 月第 1 次印刷
开　　　本	787×1092　1/16
字　　　数	167千
印　　　张	13.5
书　　　号	ISBN 978-7-5235-1726-0
定　　　价	68.00元

序一

　　儿童是祖国的希望，民族的未来。保障儿童健康成长，不仅事关家庭幸福，更事关国家长治久安。然而，儿科疾病具有独特的复杂性和特殊性，给临床诊疗带来了极大挑战。因此，高质量的儿科临床实践指南对于指导临床工作者制订恰当诊疗方案，为患儿提供最佳医疗服务至关重要。

　　中华医学会儿科学分会近年来一直致力于推动高质量指南和共识的制订与实施。同时我也注意到，儿科专家在制订指南时，仍然缺乏聚焦儿科专业、考虑儿科疾病特点的指导性原则和方法。迄今为止，甚至国际上也没看到此类专著或教材。

　　由陈耀龙教授、李秋教授两位权威专家主编的《儿科临床实践指南的制订、评价与实施》一书的出版，无疑将在系统、全面地指导儿科指南制订者和使用者理解儿科临床实践指南制订、传播和实施方面起到重要的作用。而本书编委的组成除了具有地域分布的代表性，也充分体现了学科的交叉性和互补性。

　　通过阅读全书，我认为这不仅是一本详细阐释指南制订理论的专著，更是一部高度注重操作的指南制订手册。全书紧扣儿科临床实践，以优秀指南案例为导向，一步步讲解指南制订和评价的全过程。从注册到成立专家组，从临床问题调研解构、证据检索到形成推荐意见，再到指南更新、评价和传播，逻辑清晰，结构完整，环环相扣。此外，本书还辅以相关工具模板，帮助读者运用其中的方法。特别值得一提的是，本书还着眼于患者版指南的制订，倡导医患共同决策，体现了编委们的远见卓识和医者仁心。

　　作为从事儿童临床和科研工作多年的医务人员，我深知儿科临床实践指南对于提高医疗服务质量和儿童健康水平的重要性。在此，我非常荣幸地为《儿科临床实践指南的制订、评价与实施》一书撰写序言，并向所有致力于提高儿童健康水平的医疗工作者和研究人员推荐此书。我相信，在本书的帮助下，我国儿科指南的质量会得到显著提升，中国广大儿科医生和患儿都可以从高质量的循证推荐意见中获益。

上海交通大学医学院附属新华医院院长

中华医学会儿科学分会第十九届委员会主任委员

序二

　　循证临床实践指南是将医学研究成果转化至临床实践，以提高医疗服务质量、改善人群健康状况、减轻患者痛苦的重要途径。随着临床指南重要性的显现，国内各临床专业，包括儿科专业，制订了越来越多的临床实践指南，但发表的临床指南的方法学质量和报告质量还有待提高。临床工作者、卫生政策制定者和患者在查询或接受指南推荐的诊疗建议时，也要有能力评估指南的质量。本书将帮助儿科医生、指南制订者和使用者系统地了解儿科临床指南的制订、传播和实施的过程和方法。

　　本书是基于陈耀龙和李秋两位教授深厚的指南方法学基础和丰富的临床指南制订经验编写的循证儿科指南方面的学术专著。陈耀龙教授是国际著名的临床指南方法学家，任世界卫生组织指南实施与知识转化合作中心主任，GRADE 兰州大学中心主任。陈耀龙教授团队参与指导和制订国内外临床实践指南 100 余部，包括近 20 部儿科临床指南。本书的共同主编李秋教授，任国家儿童健康与疾病临床医学研究中心主任，长期致力于儿童肾脏疾病的临床及基础研究工作，参与制订过多部儿科领域的临床指南。例如，李秋教授牵头制订的《中国儿童慢性肾脏病早期筛查临床实践指南（2021 版）》，对于提升儿童慢性肾脏病早期筛查水平、改善预后具有重要意义。李秋教授带领团队制订的《国际儿童新型冠状病毒疾病管理快速建议指南》是首部中国儿科界牵头制订的国际指南，被翻译成 19 国语言发布，为全球儿童新型冠状病毒感染防控提供了科学依据。

我认真阅读了本书，更系统地了解了指南制订和评价的全过程，受益匪浅。本书的内容包括指南的制订、撰写、更新、评价、传播和实施的全过程及其方法，全面概述了指南方法学在儿科领域的最新进展。这不仅对儿科临床工作者使用的诊疗指南有益，还涉及为患者和公众制订的指南，将帮助患者更积极正面地参与临床诊疗决策。为了帮助读者更好地理解相关过程和方法，文中采用了多个实例进行说明，而这些实例大多是编者亲自牵头或参与制订的儿科临床指南。相信本书的出版将提高儿科临床实践指南的质量，并促进其更有效的实施，从而达到提升儿童健康水平的目的。

英国诺里奇东安格利亚大学诺里奇医学院荣休教授
重庆医科大学附属儿童医院
儿童卓越证据与指南协同创新实验室特聘教授

第一章
儿科临床实践指南概述

第一节　临床实践指南的定义与发展

一、临床实践指南的定义

临床实践指南（CPG）（以下简称"指南"）的早期雏形可追溯至 20 世纪 70 年代，当时的指南制订主要基于专家小组共识所形成的文件，整个制订过程无须系统检索文献。例如，当时的美国国立卫生研究院共识制订项目（National Institutes of Health Consensus Development Program），专家小组发布与广大公众相关的共识声明，为从业者提供有关生物医学技术使用的指南，并向目标受众传播此信息。然而当时国际上对于临床实践指南尚无明确统一的定义。截至目前，与指南相关的术语有如下 10 余种：指南（guideline）、指导（guidance）、推荐意见（recommendation）、专家共识（expert consensus）、专家意见（expert opinion）、共识声明（consensus statement）、立场声明（position statement）、立场文件（position paper）、实践标准（practice standard）、实践要点（practice point）、方案（protocol）、路径（pathway）等。

鉴于指南的定义尚未明确统一，1990 年美国国家医学院（NAM）首次提出了临床实践指南的定义："即针对特定的临床情况，系统制订出帮助临床医生和患者做出恰当处理的指导性意见（推荐意见）。"2011 年 NAM 对临床实践指南的定义进行了更新："针对临床问题，基于系统评价的证据，在比较不同干预措施利弊的基础上，形成的旨在为患者提供最佳医疗服务的推荐意见。"这一定义目前在国际上获得了广泛的认可。根据 NAM 的定义，一部高质量的临床实践指南应满足以下条件：①基于现有证据的系统评价，以确保指南的科学性；②由多学科权威专家及主要利益相关人群代表参与制订，以确保指南的权威性；③考虑患者的主要亚群及偏好，以确保指南能够应对不同人群的个性化医疗需求；④制订过程透明、清晰，将偏倚、利益冲突最小化，以保证指南的透明性和公正性，增强医疗决策的公信力；⑤提供干预措施与结局指标之间关联的解释，证据质量和推荐强度需分级，以帮助医疗工作者理解并正确应用指南中的干预措施和推荐意见；⑥有更新计划，确保指南能够及时反映最新的临床证据和最佳实践。

除此之外，美国国立医学图书馆（NLM）、世界卫生组织（WHO）等机构也相继针对指南给出了相关定义。例如，由 NLM 发布的《医学主题词表（MeSH）》中，对"Practice Guideline"给出了如下定义："实践指南由一系列指导原则所组成，旨在协助卫生保健从业者对特定临床情况下的患者诊疗做出决策。这些指南可以由各级政府机构、学术组织或召集的专家小组来制订。它们也可以为卫生保健质量和有效性的评估提供基础，包括衡量健康状况的改善、减少所执行服务或程序的变化及减少提供的医疗保健结局的变化"。WHO指南的定义如下："WHO 指南被广泛定义为由世界卫生组织制订的、包含临床实践或公共卫生政策建议的任何信息产品。旨在帮助终端用户就是否、何时及如何采取具体行动（如临床干预、诊断检测或公共卫生措施）做出最佳决策，以实现个人或集体的最佳健康结局"。

二、临床实践指南的发展

（一）指南相关组织的发展

随着指南在临床实践中发挥越来越重要的作用，越来越多的国家和地区成立了与指南制订相关的组织和机构。

2002 年国际指南协作网（GIN）正式成立，截至 2023 年 12 月已拥有遍布近 50 个国家和地区的 111 个机构会员和 123 名个人会员。GIN 的使命是引领、加强与支持指南制订、改编与实施方面的合作。GIN 目前在全球设有 7 个分会，分别是亚洲指南协作网（GIN Asia）、北美指南协作网（GIN North America）、非洲指南协作网（GIN Africa）、北欧指南协作网（GIN Nordic）、阿拉伯指南协作网（GIN Arab）、伊比利亚美洲指南协作网（GIN Iberoamerica）及澳大利亚和新西兰指南协作网（GIN Australia & New Zealand）。GIN 同时设立了 13 个工作组，包括实施工作组、过度诊断工作组、更新工作组等。

WHO 作为联合国下属的专门致力于提高全世界人民健康水平的机构，每年面向其会员国制订和发布数十部卫生政策、公共卫生和临床实践领域的指南。WHO 指南相比其他国际组织和国家的指南，覆盖面更广，制订和评审更严格，利益冲突更小。为促进 WHO 指南在其会员国当中的应用和转化，2017 年 8 月 WHO 在我国兰州大学成立了世界卫生组织指南实施与知识转化合作中心（WHO Collaborating Centre for Guideline Implementation and Knowledge Translation），旨在传播和实施 WHO 及全球的高质量循证指南，促进医学知识和研究证据的高效转化。

在儿科领域，各国相继成立了国家级的指南制订机构，这些机构在推动儿童医疗的发展方面发挥着重要作用。譬如，美国儿科学会（AAP）成立于 1930 年，并且于 1938 年首次发布《儿童免疫接种指南》。我国中华医学会儿科学分会诞生于 1937 年，并于 1999 年发表首部《急性呼吸道感染抗生素合理使用指南（试行）》；英国皇家儿科及儿童健康学会（RCPCH）创立于 1996 年，并于 1997 年首次发布《拒绝或撤销儿童生命支持治疗指南》。这些国家级的学术机构不仅在儿童医疗领域扮演着引领者的角色，同时也是儿科指南制订的主要推动者。这些机构长期制订、推广和应用儿科指南，使得医疗从业者可以依循最新的科学证据为患儿提供最佳治疗。这不仅提升了儿童医疗的质量，还有助于持续改进儿童的健康状况。

（二）指南数据库的发展

为了便于临床医生更好地获取和使用临床实践指南，促进指南更大范围的传播和推广，全球越来越多的机构针对指南的汇总、存储和下载建立了相关的数据库和网站。例如，国际指南协作网建立的全球最大的指南数据库——国际指南数据库（IGL），截至 2024 年 4 月底已收录 3300 余部国际指南。此外，2021 年中华医学会杂志社指南与标准研究中心联合世界卫生组织指南实施与知识转化合作中心建立了名为"指南科学性、透明性和适用性评级工具（STAR）"的评级网站，站内收录了中国 2021—2022 年发表的 3000 余部指南和共识，其中儿科指南和共识就有 162 部。当前指南数据库和网站基本都可以免费访问，相关指南数据库和儿科指南网站详见表 1-1。

表 1-1　主要的指南数据库和儿科指南网站

中文全称	英文全称（缩写）	网址
指南数据库		
国际指南数据库	International Guidelines Library（IGL）	https://g-i-n.net/international-guidelines-library
世界卫生组织指南	World Health Organization（WHO）guidelines	https://www.who.int/publications/who-guidelines
美国急救医学研究所指南文库	Emergency Care Research Institute（ECRI）Guidelines Trust	https://guidelines.ecri.org/
英国国家卫生与临床优化研究所	National Institute for Health and Care Excellence（NICE）	http://www.nice.org.uk
加拿大医学会指南库	Canadian Medical Association（CMA）Infobase	https://www.cma.ca/resources/alternate-providers-clinical-tools#sources
苏格兰校际指南网络	Scottish Intercollegiate Guidelines Network（SIGN）	https://www.sign.ac.uk/our-guidelines/
中华医学期刊网	Chinese Medical Journal Network（CMJN）	https://www.yiigle.com/index
STAR 指南评级网	Scientific, Transparent and Applicable Rankings tool for clinical practice guidelines（STAR）	https://www.star-guidelines.cn/index

续表

中文全称	英文全称（缩写）	网址
儿科指南网站		
美国儿科学会指南网站	American Academy of Pediatrics（AAP）Clinical Practice Guideline	https://publications.aap.org/collection/523/Clinical-Practice-Guidelines
加拿大儿科学会指南网站	Canadian Paediatric Society（CPS）Position Statements and Practice Points	https://cps.ca/en/documents
英国皇家儿科及儿童健康学会指南网站	Royal College of Paediatrics and Child Health（RCPCH）guidelines	https://www.rcpch.ac.uk/resources/clinical-guidelines

（三）指南方法学的发展

近 10 年，国际上陆续成立了若干指南方法学工作组，围绕指南的注册、证据分级、质量评价、更新、改编、报告及实施等多个维度形成了科学规范的国际指南方法学体系，为全球高质量指南的制订、修订和实施提供了重要的支撑，其中较有影响力的工作组见表 1-2。

表 1-2 国际指南方法学工作组

主题	方法学工作组	网址
指南注册	PREPARE 工作组	http://www.guidelines-registry.org/
指南制订	GIN-McMaster 工作组	https://cebgrade.mcmaster.ca/guidelinechecklistonline.html
指南证据质量和推荐强度分级	GRADE 工作组	http://www.gradeworkinggroup.org/
指南质量评价	AGREE 工作组	http://www.agreetrust.org/
指南更新	The Updating Guidelines 工作组	https://g-i-n.net/get-involved/working-groups
指南改编	ADAPTE 工作组	https://g-i-n.net/get-involved/working-groups
指南报告	RIGHT 工作组	http://www.right-statement.org/
指南实施	GLIA 工作组	https://gem.med.yale.edu/egliahome.php
指南快速推荐	MAGIC 工作组	https://www.magicapp.org/

注：PREPARE，国际实践指南注册与透明化平台；GIN-McMaster，国际指南协作网 - 麦克马斯特大学；GRADE，推荐分级的评估、制订与评价；AGREE，指南研究与评价；ADAPTE，指南改编；RIGHT，医学实践指南报告清单；GLIA，指南可实施性评价；MAGIC，指南快速推荐。

针对儿科领域，临床实践指南方法学也在不断发展。为了提升儿科指南的质量，加强制订过程的清晰性和透明性，美国儿科学会于 2021 年 10 月正式推出了 *Evidence-based clinical practice guidelines development and implementation manual*（《循证临床实践指南制订与实施手册》），该手册也是目前儿科学领域唯一的一部指南制订的方法学手册。该手册提出，制订儿科领域高质量、可信赖的指南应遵循如下 8 个步骤：①主题的征求与优先性遴选；②团队的组建与利益冲突管理；③系统评价与证据综合；④制订临床推荐意见；⑤指南共识会议；⑥指南同行评审；⑦持续的文献监测与指南更新；⑧指南实施。2022 年中华医学会临床流行病学和循证医学分会专家组在 2016 版《制订 / 修订〈临床诊疗指南〉的基本方法及程序》基础上，正式推出了更新版的《中国制订 / 修订临床诊疗指南的指导原则（2022 版）》。虽然其不是专门针对儿科领域发布的，但是儿科领域指南的制订在一定程度上也可以借鉴该指导原则。

儿科指南所遵循的制订流程与方法在一定程度上和成人指南类似，但相对于成人指南，其在某些方面存在特殊性。因此，本章不再过多赘述共性的流程，而主要阐述存在差异的以下 6 个方面。

第一，在收集临床问题时，儿科指南通常会基于不同年龄段、营养状态等因素提出临床问题。由于患儿的结局、治疗效果及生长发育通常会受到年龄的影响，不同年龄段的患儿可能经同一治疗方案治疗后有不同的反应和结果。另外，患儿的营养状况和出生体重也可能对其预后产生重要影响。这些因素在儿科指南中被特别关注，因为其对患儿的健康和发展至关重要。此外，婴儿和青少年在生理和心理发展上存在差异，治疗方法和药物剂量要根据不同年龄段的患儿进行调整，以确保治疗效果最佳且避免不良反应。早产儿或出生体重低的婴儿可能需要特殊的照护和治疗方案，以确保他们的发育和健康不受影响。与成人相比，儿科指南需要更加细节化和个体化，应考虑患儿在生理和心理上的特殊性。

　　第二，在证据检索与应用方面，儿科指南制订过程中能检索与应用到的证据数量较少，通常会采用成人的间接证据做出推荐。因为很多新药或新器械的研发初期，考虑到伦理等问题，研究者首先招募的受试对象普遍是成人，而不是儿童，只有当新药在成人中验证有效和安全后，研究者才会扩展到儿童人群中，所以对同一疾病或主题，基于儿童开展的研究数量普遍低于成人。例如，COVID-19 大流行期间，全球在验证有效防治措施（如激素、瑞德西韦、干扰素、疫苗等）时，大多围绕成人开展相应的临床试验，而基于儿童开展的试验寥寥无几。国家儿童健康与疾病临床医学研究中心（重庆医科大学附属儿童医院）牵头发起的首部《国际儿童新型冠状病毒疾病管理快速建议指南》，支持"激素、瑞德西韦、干扰素、免疫球蛋白"推荐意见的证据中，均没有来自儿童的直接研究证据，采用的均是来自成人的研究证据。

　　第三，在考虑患儿偏好与价值观时，儿科指南通常是针对患儿的父母或监护人开展相关的调查。主要原因有如下几点：首先，儿童（尤其是 6 岁以下的儿童）通常缺乏完全的理性和决策能力，特别是在涉及医疗抉择时，他们可能无法准确表达自己的偏好和价值观，或无法理解医疗选择的后果。其次，父母或监护人作为成年人和法定代理人，有责任和义务代表未成年人做出最符合其利益的决定。通过询问父母或监护人的意见，可以保护儿童的权利，确保他们不会受到过度干预或要求而做出对其未来可能产生重大影响的选择。这种保护机制是为了确保医疗决策的制订不仅要基于未成年人的短期利益，还需考虑到其长远福祉。此外，家庭环境和文化传统对儿童的成长和发展具有深远影响，了解父母或监护人的观点、偏好和价值观可以帮助医疗专业人员更好地理解儿童所处的整体环境。通过更深入地了解这些因素，可以更好地贴近患儿的实际状况，从而提供更加个体化的医疗建议和治疗方案。

　　第四，在成立指南工作组时，儿科指南通常会邀请成人领域的专家参与工作。由于儿科研究证据相对成人较少，很多药物在儿童中的用药剂量、作用途径和适应证等信息可能缺乏。考虑到成人领域的专家在药物治疗方面积累了丰富的经验和专业知识，可以为儿科领域提供借鉴和参考。因此，邀请成人领域的专家参与儿科指南的制订过程，有利于更好地应用成人领域的用药经验与数据进行儿科指南的调整与制订，确保儿童获得更为有效和适合的治疗方案。

第五，在形成推荐意见时，儿童超说明书用药的推荐意见比例更高。儿科指南常基于成人的间接证据作出儿童的用药推荐。而在此过程中，指南专家组在对药物的剂量、途径和适应证进行调整，形成超说明书的推荐意见时，会考虑到如下 3 个原因：①由于儿童的身体还在发育，药物在他们体内的代谢、分布和排泄过程可能存在差异，这可能导致需要超出说明书剂量用药来达到治疗效果；②一些药物可能没有专门适用于儿童的剂型或规格，因此指南制订者可能需要依据具体情况调整剂量，导致超出标准说明书用药剂量；③某些疾病在儿童中发病的特点可能导致需要使用比成人更高的剂量来治疗，这种情况下指南制订者可能会根据临床经验和疾病特点调整药物剂量。

第六，在指南的目标人群方面，儿科指南除了针对患儿给出相关推荐意见外，还会针对患儿的家长或监护人给出相关的推荐意见。一方面，患儿的治疗通常需要家长或监护人的协助和管理，如用药监管、饮食控制、日常护理等，因此，针对家长或监护人给出相关推荐能够更好地指导和帮助他们正确管理和照护患儿，确保治疗方案的有效实施；另一方面，在患儿的治疗过程中，家长或监护人的心理和情感支持对患儿至关重要，针对家长或监护人给出相关推荐，可以提供心理支持或引导，帮助他们应对治疗过程中的压力和挑战，促进患儿的身体康复和保障其心理健康。因此，儿科指南针对患儿家长或监护人的相关情况给出推荐意见，可以更加全面地改善患儿的健康结局。

第二节　儿科临床实践指南的现状与作用

一、国际儿科临床实践指南的现状

随着指南在临床实践发挥越来越重要的作用和指南方法学的日趋完善，越来越多的临床指南得以制订和发表。以 "Practice Guidelines as Topic" [Mesh] 或 "Practice Guideline" [Publication Type] 为关键词，再选择 "Filters：Child：birth-18 years" 在 PubMed（via MEDLINE）中进行检索，可以发现近 20 年国际儿科领域指南数量整体呈现逐渐上升的趋势（图 1-1）。COVID-19 大流行之前，国际上每年会发布 1200 部左右的儿科指南，但在此之后，很多儿科指南制订 / 更新工作在一定程度上受到影响，国际上平均每年仅发表 300 余部儿科指南。

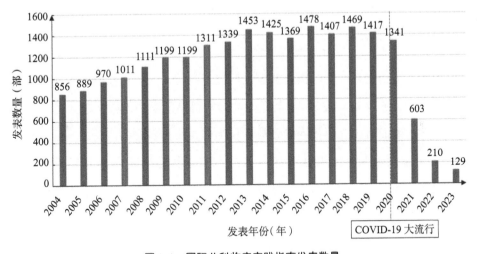

图 1-1　国际儿科临床实践指南发表数量

2021 年 Zhang 等针对 1990—2020 年在儿科领域高影响力期刊和医学四大刊（*New England Journal of Medicine*、*Lancet*、*JAMA* 和 *BMJ*）发表的 159 部儿科指南进行了系统分析。在制订机构方面，美国儿科学会、美国预防服务工作组（USPSTF）、美国心脏协会（AHA）牵头发布的儿科指南数量位于前三，分别占指南总数的 47%、11%、8%。在发表杂志方面，*Pediatrics*、*JAMA*、*Journal of Pediatrics* 及 *BMJ* 发表的数量较多，分别占指南总数的 75%、6%、5% 和 5%。在发表地区方面，北美地区发表的数量最多，占比达 89%，其次是欧洲地区，占比为 10%。

2021 年刘雅莉等针对 2017—2019 年发表的 216 部儿科指南进行了文献分析。在发表地区方面，发达国家发表的指南数量约为发展中国家的 3 倍。在制订机构方面，协会／学会牵头的指南占比高达 86%。除此之外，在 ICD-11 疾病主题分类方面，国际指南针对"内分泌、营养或代谢疾病"（16.7%）、"起源于围生期的某些情况"（15.3%）及"肿瘤"（7.4%）等主题发表的数量最多。采用 AGREE Ⅱ 工具对指南方法学质量进行评价，结果显示国际儿科指南整体质量平均得分仅为 40 分（满分 100 分），尤其是在"应用性"（得分为 21 分）和"制订的严谨性"（得分为 29 分）方面质量较差。

二、我国儿科临床实践指南的现状

随着我国指南制订者对指南的越发重视，我国儿科指南发表数量整体也处于上升趋势，平均每年发表 20 余部。虽然儿科指南发表的数量越来越多，但相对成人指南而言，儿科指南发表数量仅为成人指南数量的四分之一。

2019 年刘雅莉等对我国 2010—2017 年发表的儿科指南进行了系统分析，西医领域发表的儿科指南占总数的五分之四，中医领域和中西医结合领域共占总数的五分之一。在制订单位方面，学会／协会制订的指南最多，占总数的二分之一，国家卫生健康委员会发布的儿科指南为 3%。在发表期刊方面，《中华儿科杂志》《中医儿科杂志》《临床儿科杂志》《中国当代儿科杂志》《中国实用儿科杂志》是发表儿科指南数量最多的期刊，占比依次为 26%、13%、7%、7% 和 7%。在指南类型方面，儿科指南以诊疗类指南为主

（45%），其次为技术类指南（16%），还包括治疗类指南（11%）和诊断类指南（5%）。在 ICD-11 疾病主题分类方面，针对"呼吸系统疾病"（24%）、"某些传染病或寄生虫疾病"（7%）、"内分泌、营养或代谢疾病"（7%）、"泌尿生殖系统疾病"（5%）、"起源于围产期的疾病"（5%）及"精神和行为障碍疾病"（5%）发表的指南数量最多。

2019 年周奇等对 2014—2018 年发表的 74 部儿科指南进行了质量分析。其中，基于 AGREE Ⅱ 工具所评价的方法学质量结果显示，我国儿科指南整体质量仅为 25 分（满分 100 分），远低于国际儿科指南质量（得分为 40 分），尤其是在"制订的严谨性"（得分为 18 分）和"应用性"（得分为 15 分）方面质量较差。而基于 RIGHT 所评价的报告质量结果显示，我国儿科指南整体的报告质量得分仅为 35 分（满分 100 分），远低于 WHO 指南的报告质量（得分为 74 分）。WHO 儿科指南在"外部审查""质量保证""利益冲突声明和管理"方面的报告质量得分别为 92 分、100 分和 97 分，而我国儿科指南对应的报告质量得分仅为 19 分、2 分和 19 分。

三、儿科临床实践指南的作用

（一）对临床实践的指导

临床实践指南是根据大量科学研究和专家经验编制的，旨在指导医生或医疗团队进行更科学、规范的诊疗活动。其核心价值在于规范医疗行为、改善患者结局、促进患者参与共同决策、优化资源分配及提升医疗服务质量。

1. 规范医疗行为

临床实践指南为医疗专业人员提供了基于证据的诊疗方案，有助于减少医疗实践中的主观随意性，使诊疗活动更加标准化和规范化。通过明确疾病的诊断标准、治疗方法、药物使用方案和手术操作技术等，临床实践指南确保所有医疗行为都建立在科学验证和专业共识的基础之上。例如，针对咳嗽患儿的诊治,《中国儿童咳嗽诊断与治疗临床实践指南（2021 版）》明确了用什么检查方法、何时使用药物治疗，以及如何选择合适的治疗方案，有助于医生在面对复杂情况时做出最合适的决策。

2. 改善患者结局

临床实践指南的目标之一是通过提供最优的治疗方案来改善患者的结局。其中包括降低治疗相关的并发症、缩短病程、提高生活质量及降低死亡率等。例如，通过遵循临床指南中推荐的抗生素使用策略，可以有效减少抗生素的过度使用和不当使用的情况，进而减少耐药性的出现，为患者提供更安全、有效的治疗方法。2017 年法国的一项中断时间序列研究显示，实施该国的《儿科急性呼吸道感染抗生素处方指南》可以使不合理抗生素处方的发生率降低 63%。

3. 促进患者参与共同决策

临床指南不仅是医疗人员的工作工具，也是患者、患者家属或监护人教育的重要资源。通过透明的信息分享，患者、家属或监护人可以更好地理解病情和治疗选项，与医生共同参与治疗决策过程。临床指南往往包含不同治疗方案的利弊比较，帮助患者基于自身的健康状况和偏好作出知情的选择，不仅能提高患者的满意度，也有助于提高治疗的依从性和效果。

4. 优化资源分配

临床指南能帮助医疗机构更高效地使用资源，避免不必要的医疗检查和治疗，减少医疗浪费。例如，通过实施临床指南推荐的诊断流程，可以避免对低风险患者的过度检查，将有限的医疗资源用于需要更密切监测和治疗的患者。此外，医疗机构也可以通过实施指南来调整资源配置，优化人力、物力的分配，提高医疗服务的整体效率和质量。

5. 提高医疗质量

临床指南的执行有助于整个医疗系统的质量提升。临床指南通过促进更安全、更有效、更经济的医疗实践，帮助建立全面的质量管理体系。医疗机构可以利用临床指南中的标准来监控和评估医疗服务的效果，定期通过数据来分析治疗结果的改善情况或存在的问题，从而不断调整和优化服务流程。

总之，临床实践指南不仅在为医疗专业人员提供临床决策支持方面发挥关键作用，而且对于提升医疗系统的整体性能和改善患者的最终治疗结果具有重大意义。通过不断优化和实施临床指南，持续促进医疗保健服务的高效性、安全性和人性化。

（二）对临床研究的启示

1. 指南对临床研究的作用

目前，随着循证理念在指南制订中的快速融合与发展，越来越多的指南制订者和方法学家意识到，临床实践指南除了为临床医生提供最佳的决策建议，还可以为研究者开展临床研究提供重要的选题思路。

指南中所概括的最佳临床实践和治疗策略通常基于最新的科学研究证据，为研究者提供了有价值的研究方向。通过深入研究指南中关于特定疾病或治疗方法的推荐，研究者可以找到需要进一步探索的研究空白，从而引导未来研究的方向和重点。此外，临床实践指南中所涉及的治疗方法和策略可能会暴露出目前医学领域的局限性和挑战，在这些挑战中隐藏着许多值得深入探究的课题。例如，指南推荐的某种疾病治疗决策可能存在有效性和安全性的争议，这就为研究者提供了开展临床试验或系统评价的契机，以验证现有治疗策略的优劣和局限。

2. 基于指南进行研究选题的类型

基于指南中是否提供清晰的临床研究选题，可以将指南分为两大类。

第一类是较为传统的临床实践指南，指南中并未系统地总结未来研究者需要重点关注的研究选题，大多数选题思路散落式地分布在推荐依据中，并且其中大多数的选题思路并非最为关键的研究选题，而这类问题的提出高度依赖临床医生的丰富经验。因此，此类指南对于研究者进行临床研究选题的指导性相对较低。

为了有效地解决上述问题，发挥指南指导研究者进行高质量选题的重要作用，第二类提供"研究空白（research gaps）"的临床实践指南应运而生，逐渐受到指南制订者的关注。这类指南的制订者除了形成指导临床医生循证决策的推荐意见外，还会收集该主题存在的研究空白，并且最终通过指南专家组共识出未来亟须开展的研究选题。这类指南的研究选题通常以表格或者单独版块的形式汇总呈现，不仅节约了研究者选题的时间，而且有利于引导研究者收集临床亟须的证据，促进资源利用最大化。

3. 基于指南进行研究选题的案例解析

案例1：2023年2月，美国儿科学会发布了"Clinical practice guideline for the evaluation and treatment of children and adolescents with obesity"（《儿童与青少年肥胖治疗和评估的临床实践指南》）。该指南不仅针对儿童与青少年肥胖的治疗和管理给出了具体的推荐意见，而且以表格的形式针对"流行病学、定义与测量、风险因素、合并症、治疗、护理系统、指南实施"7个主题总结了需要着重开展的33个研究选题（表1-3），引导研究者考虑开展不同类型的临床研究。例如，针对"流行病学"的4个选题，研究者可考虑开展横断面或者队列研究；针对"治疗"的16个选题，研究者可考虑开展随机对照试验；针对"指南实施"的2个选题，研究者可考虑开展指南实施现场调查或中断时间序列研究。

表 1-3 《儿童与青少年肥胖治疗和评估的临床实践指南》的研究选题

主题	具体的选题
流行病学	● 减少肥胖患病率的关键驱动因素 ● 严重肥胖的预测因素 ● 种族群体肥胖的相关因素（包括健康社会决定因素的影响） ● 肥胖和合并症相关的医疗费用
定义和测量	● 初级卫生保健机构中肥胖的替代或准确测量方式 ● BMI 变化轨迹对治疗措施效果的影响 ● BMI 变化轨迹与合并症的进展 ● 种族群体之间的 BMI 状态和轨迹的差异及社会驱动因素对 BMI 状态和轨迹的影响
风险因素	● 母亲肥胖导致后代出现不良后果的机制
合并症	● 开始评估心脏代谢合并症的年龄 ● 评估合并症进展的监测频率 ● 健康社会决定因素在肥胖合并症中的作用，特别是少数群体中
治疗	● 不同年龄段的个性化治疗方法 ● 针对 0～5 岁儿童的循证治疗选择 ● 青少年体重管理中家长参与的最佳水平 ● 在培训、动机访谈过程中的忠诚度和患者潜在特征方面的优化 ● BMI 变化轨迹对治疗措施效果影响的研究 ● 最有效的强化生活方式干预措施（包括行为建议、信息传递等） ● 最佳治疗持续时间（包括解决自然损耗和可持续性的策略） ● 治疗措施相关不良事件的关注 ● 按年龄、肥胖程度和健康社会决定因素划分的治疗结果 ● 关注长期结局的研究不足 ● 发表阴性结果的研究很少 ● 需评价干预措施对人群生活质量和心理健康的影响 ● 加强对体重咨询和转诊的电子健康记录工具（包括临床决策支持系统）的研究 ● 远程医疗及电子移动医疗的策略 ● 体重管理中的文化考虑
护理系统	● 特殊儿童与青少年治疗肥胖的护理系统应用可行性和益处（包括改善青少年和年轻人肥胖治疗和健康结局的护理策略）
指南实施	● 为儿童肥胖提供快速、经济实惠、可持续扩大规模的有效治疗方案的最佳实践（应平衡保真性和适应性） ● 基于技术的肥胖预防措施的实施研究

注：BMI，身体质量指数。

案例 2：2023 年，世界卫生组织（WHO）正式发布了"Guideline for complementary feeding of infants and young children 6–23 months of age"（《6～23 月龄婴幼儿辅食喂养指南》），该指南不仅针对母乳喂养、乳制品选择、辅食的

引入及选择、营养补充品和强化食品等多个方面给出了具体推荐，而且还针对这些主题总结了相应的研究选题，具体见表1-4。

表1-4 WHO《6～23月龄婴幼儿辅食喂养指南》的研究选题

主题	具体的选题
继续母乳喂养	● 继续母乳喂养（超过12个月）对长期儿童健康、发育结局（如认知、代谢、行为、免疫）和总膳食摄入量（如推荐营养摄入量）有何影响？ ● 继续母乳喂养（超过12个月）对孕产妇健康结局（如癌症、糖尿病）有何影响？
适合婴幼儿的牛奶	● 对于食用非强化动物奶的6～11月龄婴儿，饮食中还需要添加哪些其他食物以避免缺铁？ ● 不同类型的牛奶（如全脂与低脂动物奶、植物奶与动物奶）对12～23月龄幼儿的健康和营养结局有何影响？ ● 6～23月龄幼儿可以摄入的最大牛奶量是多少（即是否应该设定最大限量以避免取代其他食物）？
添加辅食的时间	● 较晚（>6月龄）添加辅食在婴幼儿营养和健康结局（如缺铁）方面有哪些风险？ ● 较早添加辅食（6月龄前 *vs.* 6月龄时）对特定健康结局（如乳糜泻、食物过敏）有何影响？
饮食多样性	● 6～23月龄不同水平的蔬菜、水果、坚果、豆类和种子摄入量对儿童后期的饮食模式和口味偏好有何影响？ ● 在辅食喂养期间（6～23月龄），食用水果、蔬菜、坚果、豆类和种子对特定健康结局（如微生物组）有何影响？ ● 在辅食喂养期间（6～23月龄），提供不常食用的动物源性食品（如鱼类、海鲜）对营养、发育和健康结局（如儿童生长）的影响和婴儿对这类食物的可接受性如何？ ● 在辅食喂养期间（6～23月龄），食用不同类型、数量和形式的动物源性食品、水果、蔬菜及坚果，豆类和种子对营养、发育和健康结局有何影响？ ● 不同类型和程度的辅食加工对营养、发育和健康结局有何影响？
不健康的食品和饮料	● 不健康的饮食模式（高糖、高盐或反式脂肪）对营养、发育和健康结局有何短期、中期和长期影响？ ● 在辅食喂养期间（6～23月龄），食用不健康食品和饮料对儿童后期生活中的饮食模式和不健康食品（如甜食）的口味偏好有何影响？ ● 在辅食喂养期间（6～23月龄），食用非糖类甜味剂食品和饮料对健康结局和口味偏好有何影响？
营养补充品和强化食品	● 与其他改善6～23月龄婴幼儿饮食的方法相比，提供营养补充品和强化食品的成本和成本效益如何？ ● 通过公共部门提供营养补充品和强化食品（多种微量营养素粉、少量脂质营养补充剂和强化谷物食品）对计划可持续性有何影响？
顺应喂养	● 对于所有儿童的营养和发育最重要的顺应喂养的核心组成部分是什么？在特定环境中需要哪些额外组成成分？

案例 3：2022 年 9 月，由国家儿童健康与疾病临床医学研究中心（重庆医科大学附属儿童医院）牵头发起，联合 12 个国家参与的 "Guidelines for the prevention and management of children and adolescents with COVID-19"（《儿童与青少年新冠预防与管理指南》）在 *European Journal of Pediatrics* 上正式发表。该指南针对儿童新型冠状病毒感染管理的预后因素、抗病毒药物、退热药、通气方式、母乳喂养、疫苗接种、心理健康等主题形成了 9 条推荐意见。此外，专家组还提出了未来研究者需要优先开展的 10 个研究选题，具体见表 1-5。

表 1-5 《儿童与青少年新冠预防与管理指南》的研究选题

序号	具体的选题
问题 1	全身性糖皮质激素治疗 COVID-19 患儿的有效性和安全性如何？
问题 2	静脉注射免疫球蛋白（IVIG）及 IVIG 联合糖皮质激素治疗儿童多系统炎症综合征（MIS-C）的有效性和安全性如何？
问题 3	哪种通气模式（HFNC、CPAP 或 BiPAP）最有效且 COVID-19 的传播风险最低，并且应该成为 COVID-19 患儿急性低氧性呼吸衰竭的主要干预选择？
问题 4	受到封锁措施或患有强迫症等精神障碍的 COVID-19 患儿应该如何管理？
问题 5	3 岁以下的儿童是否应该接种 COVID-19 疫苗？
问题 6	从 COVID-19 康复的儿童有哪些长期后遗症（如肺功能和生长发育方面）？
问题 7	新变种（如 Omicron 变种和未来可能的变种）对儿童有何影响？
问题 8	奈玛特韦片 / 利托那韦片（paxlovid）治疗儿童 COVID-19 的有效性和安全性如何？
问题 9	索托维单抗（sotrovimab）治疗儿童 COVID-19 的有效性和安全性如何？
问题 10	托珠单抗和其他免疫调节药治疗儿童 COVID-19 的有效性和安全性如何？

第三节 我国儿科临床实践指南的挑战与机遇

一、我国儿科临床实践指南存在的挑战

儿科指南数量快速增长的同时，质量也在不断提升。然而，我国儿科指南制订目前仍存在以下重要挑战。

第一，国家层面缺少对于儿科指南立项、制订和评价的权威机构和相对统一的保障措施。目前针对相同的指南主题，儿科领域的各个学会 / 协会及医疗机构之间缺乏有效的沟通和协作机制，以至于制订了大量重复甚至冲突的推荐意见，不仅给临床医生带来困扰，还导致大量医疗资源的浪费。

第二，缺少专门针对儿科指南规范化制订的指导手册和专著。目前我国虽然有更新版的《中国制订 / 修订临床诊疗指南的指导原则（2022 版）》，但是对于儿科指南的制订存在一定的局限性。正如前文所述，儿科指南制订方法与流程有其特殊性，尤其是在临床问题收集、证据检索与应用、患者偏好与价值观调查等方面与成人指南存在较大差异。

第三，缺乏高质量的本土化儿童人群原始研究证据。研究显示，相对于我国开展的临床研究总数，针对儿童人群开展的临床研究数量仅为其十分之一；相对于美国开展的儿童临床研究数量，我国儿童临床研究数量仅为其十分之一。除此之外，我国儿童领域开展的随机对照试验中，高质量随机对照试验的比例不足 1%。

第四，缺乏专门的经费支持，大部分指南资金来源于制药企业，缺乏对利益冲突有效的管理。虽然我国相继设立了国家自然科学基金、国家重点研发计划等国家级项目来支持医学研究的开展，但是这些项目经费很少专门用于支持儿童指南的制订。然而，一部高质量指南的制订，需要投入大量的人力、物力和时间，因此充足的经费是确保指南高质量完成的前提。为了解决经费短缺的困境，很多协会 / 学会在制订指南时会做出一定的妥协，接受来自制药企业的资助，但同时也会导致指南存在潜在的利益冲突。

第五，指南更新周期长，更新方法和步骤不清晰，部分儿科指南自发表后从未更新过。据研究显示，超过二分之一的儿科指南在发表后的 5 年中并未得到及时更新。这种情况下，过时的推荐意见可能对儿科患者的健康产生严重影响，不仅增加了医疗保健支出，而且对临床决策造成了严重的误导。

二、我国儿科临床实践指南面临的机遇

第一，指南制订相关的学术组织与平台的相继成立，为高质量指南制订提供了科学严谨的方法。2017 年世界卫生组织正式批准兰州大学成立"世界卫生组织指南实施与知识转化合作中心"。该中心旨在为 WHO 及其会员国提供指南方法学研究和评价的技术支持，促进指南的传播和实施。2020 年为提升我国指南制订水平及报告质量，推动指南向科学化、透明化和国际化迈进，中华医学会杂志社和世界卫生组织指南实施与知识转化合作中心共同建立了"中华医学会杂志社指南与标准研究中心"。此外，近 10 年我国多个大学和医疗机构相继成立循证医学中心，国际 Cochrane 协作网和 GRADE 工作组也分别于 1999 年与 2011 年在中国成立了分中心，这些学术组织和平台均为儿科指南的制订提供了方法学支持。

第二，指南综合评价体系的建立，为指南质量的持续改进提供了保障机制。2021 年中华医学会杂志社指南与标准研究中心建立了指南科学性、透明性和适用性的综合评级体系（STAR 体系），同期也相应成立了 37 个专科评级委员会，旨在对我国每年发布的指南和共识质量进行持续性评级。其中成立的 STAR 儿科学专科委员会已对我国过去 3 年发表的儿科指南和共识进行了持续评级。STAR 儿科学专科委员会根据明确的标准和评估流程，更全面地发现当前儿科指南的问题，并引导制订者进行改进。同时，在评级结果中强调"以评促改、以评促建"的理念，及时跟踪评级结果，制订具体改进计划，关注改进效果，从而推动儿科领域指南质量的不断提升。

第三，严格按照国际标准制订的中国原创儿科指南的出现，为我国循证儿科指南的制订提供了高质量范例。例如，由国家儿童健康与疾病临床医学研究中心（重庆医科大学附属儿童医院）牵头制订的《国际儿童新型冠状病毒疾病管理快速建议指南》被全球最具知名度和影响力的循证指南数据库——美国急

救医学研究所（ECRI）指南文库收录，并且也被第三方评为全球所有儿童新型冠状病毒感染指南中的最佳指南。

第四，国家儿童健康与疾病临床医学研究中心的成立，为生产、转化、持续改进和不断更新高质量本土儿童临床研究证据提供了可能。2012 年为了加强我国医学科技创新体系建设，打造临床医学和转化研究的"高地"，科技部会同国家卫生健康委员会、中国人民解放军总后勤部卫生部启动了"国家临床医学研究中心"的建设工作。2019 年专门针对儿童健康与疾病的 2 个"国家儿童健康与疾病临床医学研究中心"也正式落户重庆和浙江。该临床研究中心为儿童临床研究的开展提供持续性的经费支持。

第五，一系列有组织的全国指南方法学系列培训班的召开，为儿科指南制订培养学科交叉型人才。例如，自 2021 年以来，以中华医学会杂志社和世界卫生组织指南实施与知识转化合作中心为首的机构，每年针对包括儿科领域在内的临床医生、期刊编辑、研究者等，进行指南制订和实施的最新理论与方法的培训。截至目前，指南方法学培训班已连续召开六期。

参考文献

[1] Institute of Medicine（US）Council on Health Care Technology；Goodman C，editor. Medical technology assessment directory：a pilot reference to organizations，assessments，and information resources. Washington（DC）：National Academies Press（US）；1988. National Institutes of Health Consensus Development Program. Available from：https://www. ncbi. nlm. nih. gov/books/NBK218375/

[2] JOSHI G P，BENZON H T，GAN T J，et al. Consistent definitions of clinical practice guidelines，consensus statements，position statements，and practice alerts. Anesth Analg，2019，129（6）：1767-1770.

[3] MURAD M H. Clinical practice guidelines：a primer on development and dissemination. Mayo Clin Proc，2017，92（3）：423-433.

[4] Institute of Medicine. Clinical practice guidelines：directions for a new program. Washington，DC：National Academy Press，1990.

[5] Institute of Medicine. Clinical practice guidelines we can trust. Washington，DC：The National Academies Press，2011.

[6] 王小钦，王吉耀. 循证临床实践指南的制定与实施. 北京：人民卫生出版社，2015.

[7] 詹思延. 临床实践指南的制定应该科学、规范. 中华儿科杂志，2009，47（3）：163-166.

[8] WHO handbook for guideline development, 2nd Edition. https://www. who. int/ publications/i/item/9789241548960.

[9] The ADAPTE Collaboration. Guideline adaptation：a resource toolkit，version 2.0. Pitlochry：Guideline International Network，2009.

[10] BALSHEM H，HELFAND M，HOLGER J，et al. GRADE guidelines：3. rating the quality of evidence. J Clin Epidemiol，2011，64（4）：401-406.

[11] BROUWERS M C，KHO M E，BROWMAN G P，et al. AGREE Ⅱ：advancing guideline development，reporting and evaluation in health care. CMAJ，2010，182 （18）：E839-842.

[12] CHEN Y，WANG C，SHANG H，et al. Clinical practice guidelines in China. BMJ，2018，360：j5158.

[13] CHEN Y，YANG K，MARUŠIĆ A，et al. A Reporting tool for practice guidelines in health care：the RIGHT statement. Ann Intern Med，2017，166（2）：128-132.

[14] 中华医学会杂志社指南与标准研究中心，中国医学科学院循证评价与指南研究创新单元，世界卫生组织指南实施与知识转化合作中心. 2021 年医学期刊发表中国指南和共识的科学性、透明性和适用性的评级. 中华医学杂志，2022，102（30）：2319-2328.

[15] 杨楠，赵巍，潘旸，等. 针对临床实践指南科学性、透明性和适用性的评级工具研发. 中华医学杂志，2022，102（30）：2329-2337.

[16] ZHANG S，WU L，WANG Y，et al. Methodological and reporting quality of pediatric clinical practice guidelines：a systematic review. Ann Transl Med，2021，9（15）：1258.

[17] LIU Y，ZHANG Y，WANG S，et al. Quality of pediatric clinical practice guidelines. BMC Pediatr，2021，21（1）：223.

[18] 刘雅莉，车刚，马圆，等. 2010—2017 年中国大陆中文期刊发表儿内科临床实践指南的现状分析. 中国循证医学杂志，2019，19（10）：7.

[19]　ZHOU Q，WANG Z，SHI Q，et al. Clinical epidemiology in China series. Paper 4：the reporting and methodological quality of Chinese clinical practice guidelines published between 2014 and 2018：a systematic review. J Clin Epidemiol，2021，140：189-199.

[20]　American Academy of Pediatrics. Evidence-based clinical practice guidelines development and implementation manual. https://www. aap. org/en/advocacy/quality/clinical-practice-guideline-manual/

[21]　陈耀龙，杨克虎，王小钦，等 . 中国制订 / 修订临床诊疗指南的指导原则（2022 版）. 中华医学杂志，2022，102（10）：697-703.

[22]　LIU E，SMYTH R L，LUO Z，et al. Rapid advice guidelines for management of children with COVID-19. Ann Transl Med，2020，8（10）：617.

[23]　HAMPL S E，HASSINK S G，SKINNER A C，et al. Clinical practice guideline for the evaluation and treatment of children and adolescents with obesity. Pediatrics，2023，151（2）：e2022060640.

[24]　WHO guideline for complementary feeding of infants and young children 6–23 months of age [Internet]. Geneva：World Health Organization，2023. Available from：https://www. ncbi. nlm. nih. gov/books/NBK596427/

[25]　LIU E，SMYTH R L，LI Q，et al. Guidelines for the prevention and management of children and adolescents with COVID-19 . Eur J Pediatr，2022，181（12）：4019-4037.

第二章
指南注册和计划书的撰写

第一节 指南注册

一、指南注册的定义、意义与平台

过去，儿童用药主要是基于成人研究证据，或者是在未经过充分评估的情况下使用。在美国儿科学会等儿科组织的推动下，美国食品药品监督管理局与美国国立卫生研究院采取了一系列措施，推动儿童临床研究政策的完善，尤其是药物试验。自《最佳儿童药物法案》（2002 年）和《儿科研究公平法》（2003 年）制定以来，儿童药物试验的数量大幅提升，这不仅确保了试验的注册和结果的透明性，还减少了不必要的重复工作。根据美国儿科学会的规定，所有临床试验都必须在启动前注册，所有的研究结果（包括负面发现）都应公开发表或以其他形式向研究人员和公众开放。

系统评价是综合临床试验结果的关键手段。随着临床试验注册体系的日益完善，2011 年英国约克大学推出了全球性的系统评价注册平台 PROSPERO。研究显示与未经注册的系统评价相比，已注册系统评价的质量有了显著提升。

高质量的临床实践指南（本章简称"指南"）是指导医生临床实践的重要工具。据统计，国内外每年发布的指南数量超过 1000 部，且在持续增长。然而，这些指南的质量参差不齐，影响了它们的进一步实施和推广。为此，指南的前瞻性注册成为提升质量的有效方法之一。

指南的注册是指在指南制订之前，通过公开的注册平台登记指南的题目、制订目的、制订人员、制订方法和利益冲突等重要信息，并向公众开放。指南注册是指南制订前的必要环节，其重要性包括：①增加指南制订的透明度；②提升指南的质量；③促进指南制订者之间的合作；④减少指南制订不必要的重复工作，避免资源浪费；⑤扩大患者及公众参与指南的机会；⑥更好地体现患者和公众在指南制订过程中的价值观和偏好；⑦促进指南的传播；⑧提高使用者对指南的依从性；⑨促进同行评审，帮助审稿人判断指南的质量；⑩增强使用者对指南的反馈。与此同时，指南的制订者、资助者、研究人员、患者与公众、审稿人和编辑在内的所有相关方，都能从指南注册中获益。

2014 年由中国学者发起，联合国内外专家共同创建了国际实践指南注册与透明化平台（PREPARE），旨在为全球提供指南注册服务。该平台由兰州大学的世界卫生组织指南实施与知识转化合作中心负责管理和运营，网址为 http://www.guidelines-registry.org。

所有指南均可在 PREPARE 免费注册，注册成功后将会获得唯一的注册编号。平台分为国际版和国内版，中国的指南制订者需要进行双语注册，而中国以外的指南制订机构只需进行英文注册。PREPARE 严格按照指南制订的流程，设置了相应模块，确保指南的注册及制订更加规范化，且符合国际指南制订标准。自 2014 年 PREPARE 试运行以来，已有多个国内外指南制订组织和出版机构要求在该平台上预先注册指南，指南注册数量逐年上升。截至 2024 年 4 月，PREPARE 上累计注册指南达 2617 部，注册类型不仅包括标准指南，还包括患者版本指南、快速建议指南、中医药指南、专家共识等。在儿科领域，指南的注册数量也逐年攀升，PREPARE 上各年度儿科指南注册情况如图 2-1 所示。儿科指南注册涵盖了多个疾病领域，包括呼吸系统疾病、消化系统疾病、代谢性疾病、儿童罕见病等。

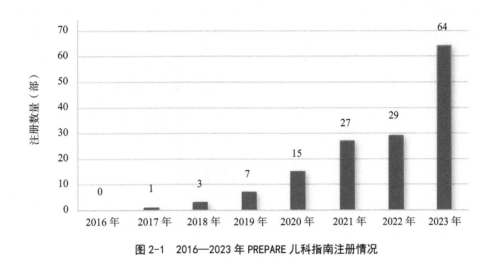

图 2-1　2016—2023 年 PREPARE 儿科指南注册情况

《中国制订 / 修订临床诊疗指南的指导原则（2022 版）》强调，指南注册是指南制订 / 修订的 10 个主要步骤之一。《中华医学会系列杂志稿约通则（2022 版）》要求，所有拟在其系列杂志上发表的指南和共识，应在 PREPARE 上进行前瞻性注册。此外，在指南科学性、透明性和适用性评级工具（STAR）中，指南的前瞻性注册及其在最终报告中的注册平台和注册号信息被视为指南评级的重要条目。因此，指南注册是整个指南制订过程的初始环节，也是确保指南质量的重要环节。

二、如何进行指南注册？

本文以 PREPARE 为例，对指南注册的详细步骤进行介绍。

首先需进入 PREPARE 主页（http://www.guidelines-registry.org），点击首页右上角的注册，注册账号并完善个人信息。随后，在平台网站登录，并开始指南注册。指南注册的 5 个总体步骤如图 2-2 所示。

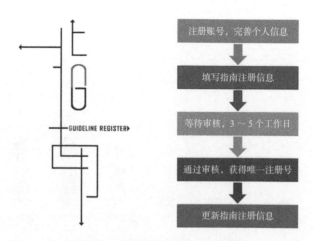

图 2-2　指南注册的 5 个总体步骤

　　指南注册需要填写六个领域共计 18 个条目的信息，其中 12 个条目为必填。表 2-1 展示了指南注册的领域及条目，后文将详细说明填写规范。

表 2-1　指南注册的领域及条目

领域	条目
领域一——基本信息	• 标题（必填） • 版本（必填） • 分类（必填） • 领域（必填） • 国家（必填） • 制订单位（必填） • 开始时间 • 结束时间
领域二——指南制订背景	• 指南制订的目的 • 指南拟实施的目标人群 • 指南使用者
领域三——证据检索与评价	• 本指南将基于系统评价证据（必填） • 证据分级方法（必填）
领域四——资助	• 基金资助来源（必填）
领域五——其他	• 其他
领域六——联系信息	• 联系人（必填） • 电子邮箱（必填） • 联系地址和手机号码（必填）

（一）领域一 ——基本信息

1. 标题（必填）

（1）建议包含"指南""专家共识""快速指南"等在内的指南类型。在启动一部新指南之前，发起者应该先明确要制订 / 修订的指南所属类型。①标准指南：该类指南针对某一主题的临床实践问题而制订，是最常见的指南类型。标准指南通常关注的问题数量在 10 个左右，推荐意见在 20 条以内，并不需要完全覆盖各种疾病和（或）所有问题。此类指南通常需要 6 ~ 12 个月完成。②专家共识：国际标准化组织（ISO）对共识进行了广泛意义上的定义，即重要利益相关方对实质性问题没有坚持反对意见，同时按照程序考虑有关各方的观点并且协调所有争议，达成共识代表普遍同意，但并不意味着全体共识专家一致同意。此类指南通常可在 6 ~ 12 个月完成。③完整指南：该类指南应该全面覆盖某一卫生主题或疾病，并涵盖该主题的各个方面（如预防、诊断、治疗和监测等）的相关推荐。关注的问题和推荐意见的数量可为几十到上百条。此类指南通常需要 1 ~ 2 年完成。④快速指南：快速指南的主题通常为公共卫生紧急事件（如突然暴发的传染性疾病），短期内必须有相应的推荐意见指导临床医生和患者应对疾病。该类指南关注的问题和推荐意见的数量一般在个位数，制订时间在数周到数月。读者可参考快速指南的相关方法学文章。⑤改编指南：制订一部高质量的标准指南需要花费大量的资源，在资源有限的情况下，改编现有的高质量指南具有更高的成本效益。若目前已有发布的相关指南涵盖所关注的临床问题，可在评估其质量的基础上，结合具体情况进行改编。

（2）建议描述指南涉及的领域，如诊断、治疗、诊疗、预防、预后、综合等（注：在正式发表时，题目中还应包含指南的发表年份）。

2. 版本（必填）

在下拉选项中进行选择，选项有原创版、更新版、改编版、其他。版本的选择主要根据指南的制订方式决定。

3. 分类（必填）

在下拉选项中进行选择，选项有标准指南、快速建议指南、专家共识、患者版本指南、中医药指南、其他。

4. 领域（必填）

在下拉选项中进行选择，选项有诊断、治疗、诊疗、预防、预后、综合、其他。

5. 国家（必填）

在下拉选项中进行选择，选择指南主要制订者所在的国家。

6. 制订单位（必填）

填写参与此部指南的主要制订单位的名称。

7. 开始时间

填写此部指南拟开始制订的时间，格式如 2024-01。

8. 结束时间

填写此部指南拟制订完成的时间，格式同上。

以上是指南注册的基本信息部分，除了开始时间和结束时间，其他信息均为必填。

（二）领域二——指南制订背景

1. 指南制订的目的

填写指南的总目的和具体目标，如改善健康结局和相关指标（疾病的发病率和病死率）、提高生活质量、节约成本等。以《中国新生儿疼痛管理循证指南（2023 年）》为例，其在 PREPARE 注册时填写的指南制订目的为"构建适用于不同临床情景（急性操作性疼痛、术后疼痛、机械通气相关疼痛、慢性疼痛）的新生儿疼痛管理循证指南"。

2. 指南拟实施的目标人群

填写指南所针对的对象。对目标人群的描述需要尽可能详细，使指南的针对性更强，如各级医院的住院新生儿，包括足月儿和早产儿。

3. 指南使用者

填写指南的主要使用者（如初级保健提供者、临床专家、公共卫生专家、政策制定者或患者与公众等）及指南的其他潜在用户。以《中国新生儿疼痛管理循证指南（2023 年）》为例，其在 PREPARE 注册时填写的指南使用者为"国内儿童专科医院，妇幼保健院或综合医院中针对住院新生儿提供治疗或护理的新生儿儿科医生、护士、临床药剂师、麻醉师等人员"。

（三）领域三——证据检索与评价

1. 本指南将基于系统评价证据（必填）

在下拉选项中进行选择，选项有是、否和不确定。对证据进行系统的检索和评价能够尽可能减少随机误差及系统误差，从而为决策者提供更加科学的参考依据。

2. 证据分级方法（必填）

填写此部指南的证据分级方法。以《中国新生儿疼痛管理循证指南（2023 年）》为例，其在 PREPARE 注册时写到，将使用"GRADE 证据分级方法"。

（四）领域四——资助

基金资助来源（必填）：填写支持此部指南的基金（项目名称＋项目编号＋资助人）。公开披露资助来源能够增强指南透明性，减少因资助带来的潜在偏倚。

（五）领域五——其他

其他：上传此部指南的计划书，计划书的格式可以为多种形式，如 PDF、DOC、TXT 等。有关计划书的部分，后文将详细论述。

（六）领域六——联系信息

该领域包括联系人（必填）、电子邮箱（必填）、联系地址和手机号码（必填）。若在平台已经成功注册完账号，该部分信息可以自动显示。联系信息的完善能更好地帮助指南的制订者、资助者、研究人员、患者与公众、审稿人和编辑在内的所有相关者间建立畅通的交流渠道。

第二节　指南计划书的撰写

一、指南计划书概述

指南计划书是指对指南制订的计划、步骤和方法进行概括和规划的文档。撰写和发布计划书有助于明确拟编写的指南与现有指南或其他计划中的指南之间的差异，计划书应明确指南制订的计划或系列步骤及采用的方法学，确定指南要解决的临床问题，确立检索和证据评价的方法，以及形成推荐意见的共识方法，从而提高指南制订的完整性和高效性，确保制订出高质量的指南。

指南计划书中需明确以下几个问题：①指南制订的目的和意义；②指南的目标人群；③指南拟解决的临床问题；④指南的传播和实施方案；⑤指南制订过程中所需要的资源；⑥指南的发布途径；⑦指南的更新计划等。

二、指南计划书的现状与报告

指南计划书是临床实践指南制订的重要组成部分。一项发表在 *Journal of Evidence-Based Medicine* 上题为 "Protocols for clinical practice guidelines" 的研究统计发现，近年来指南计划书的发表数量呈快速增长趋势。截至 2022 年初，全球共发表了 48 篇指南计划书，其中包括 9 篇儿童指南计划书，8 篇由中国研究者发表，1 篇为多国合作发表，这表明国际上对指南计划书的重视程度还有待提高。从时间分布来看，2020 年发表的儿童指南计划书最多，共有 4 篇，其次是 2021 年的 3 篇和 2018 年的 2 篇。

研究指出，尽管几乎所有计划书都详细报道了专家组的构建过程，但专家组的具体组成和管理方式存在差异。此外，虽然有 90% 的计划书都报告了利益冲突的识别和管理，但在披露具体细节及管理计划方面仍有不足。在其他方面，如外部审查和时间安排的报告也存在较大差异：约 80% 的计划书提到了外部审查的必要性，仅有 15% 的计划书包含了指南制订的具体时间表。因此，为了提高全球范围内指南制订的科学性、透明性、适用性和可及性，建议开发指南计划书的报告标准，以提高指南制订过程的透明度和效率，进而提高指南质量。

为了提高指南计划书报告的规范性和准确性，RIGHT 工作组成立了医学实践指南计划书报告规范（RIGHT-P）制订工作组，现已完成计划书报告规范的撰写和发表。尽管 RIGHT-P 的正式版尚未完成，RIGHT-P 工作组根据指南制订经验，结合 RIGHT 内容，初步构建了一套可供当前制订者参考的RIGHT-P。该清单涵盖了指南制订过程中的关键要素，包括指南的基本信息、背景、制订方法、证据、推荐意见、传播和实施等过程。表 2-2 呈现了初步拟定的 RIGHT-P 核心条目。

表 2-2　RIGHT-P 的核心条目

编号	核心条目	解释
1	标题/副标题	应能够判断为指南计划书，并报告指南发表年份和指南类型
2	指南注册	应报告指南是否注册，如果已注册，应报告注册平台和注册号
3	背景	应描述指南制订的背景和目的
4	指南工作组组建	应描述指南工作组的组建过程、专家组构成和分工
5	利益冲突声明与管理	应描述如何披露和管理指南制订过程中的利益冲突
6	临床问题收集	应描述临床问题的遴选和确定过程
7	证据综合	应描述如何检索、筛选、评价和综合证据
8	证据质量分级	应描述如何进行证据质量分级和推荐强度分级
9	推荐意见形成	应报告推荐意见的形成过程，如共识方法和标准
10	传播与实施	应描述指南传播与实施的方法及目标
11	指南制订时间	应报告指南制订的时间安排和重要时间节点
12	其他	应报告是否进行外审、撰写和更新方法等

三、指南计划书的撰写示例

本部分将以 2021 年发表在 *Translational Pediatrics* 上的《儿童与青少年新冠管理指南更新版计划书》(以下简称《更新版儿童新冠指南计划书》;指南简称《更新版儿童新冠指南》) 和 2021 年发表在《中华儿科杂志》上的《中国儿童咳嗽诊断与治疗临床实践指南 (2021 版) 计划书》(以下简称《咳嗽指南计划书》;指南简称《咳嗽指南》) 中的部分内容为例,具体阐述指南计划书的撰写方法和注意事项。

标题 / 副标题

《更新版儿童新冠指南计划书》的标题为 "Guidelines for the management of children and adolescent with COVID-19:protocol for an update",标题中报告了 "指南" "管理" "更新" "计划书" 等要点,符合指南计划书的一般要求,但并未报告计划书发表的年份。而《咳嗽指南计划书》的标题 "中国儿童咳嗽诊断与治疗临床实践指南 (2021 版) 计划书" 明确说明了为指南计划书,并对指南计划发表年份和指南类型都进行了报告。

指南注册

《更新版儿童新冠指南》已在国际实践指南注册与透明化平台 (PREPARE) 网站进行注册,注册号:IPGRP-2020CN101。《咳嗽指南》也在同一网站进行了双语注册,注册号:IPGRP-2020CN116。

背景

《更新版儿童新冠指南》的背景:COVID-19 对儿童和青少年的生命安全产生持续的威胁,给全球公共卫生和医疗服务体系带来巨大挑战。为确保指南中推荐建议的及时性和可靠性,《国际儿童新型冠状病毒疾病管理快速建议指南》工作组基于最新循证医学证据,旨在对指南进行更新,形成《更新版儿童新冠指南》,以指导儿童及青少年新型冠状病毒感染管理。

指南工作组组建

《更新版儿童新冠指南》的制订将由 4 个专家小组共同完成，包括指导小组、共识专家组、证据综合和评价小组及秘书处。指导小组由国家儿童健康与疾病临床研究中心组建，包括 4～6 名高级临床医生和方法学家，负责指导整个指南的范围和制订流程，确定各小组成员，并管理利益冲突声明。共识专家组则由各学科的 40～50 名专家组成，包括临床医生、护师、方法学家、公共卫生专家、患者代表等，主要负责明确临床问题并形成推荐意见。证据综合和评价小组将由 14～16 名方法学家和儿科医生组成，主要是进行文献检索和证据的质量评分，撰写证据评价表，并在整个过程中提供必要的方法学支持。秘书处则由一名组长和 2～3 名组员组成，负责协调指南的制订事宜和记录制订过程。

利益冲突声明与管理

《更新版儿童新冠指南》使用标准化的利益冲突声明表评估并管理所有参与者的潜在利益冲突，并将在指南发布时对利益冲突声明表进行披露。《咳嗽指南》要求指南指导委员会、共识专家组和秘书组成员均要填写利益声明表，并对存在利益冲突的成员进行管理。《咳嗽指南计划书》报告指南没有接受任何基金资助。

临床问题收集

《更新版儿童新冠指南》作为一部更新版指南，临床问题主要来源于旧版指南、其他指南和临床研究，由共识专家组使用 7 分制量表评估问题的重要性，按照重要性排名讨论并确定最终的问题清单。而《咳嗽指南》最终纳入指南的临床问题主要基于问卷调查及共识专家组评分结果。

证据综合和证据质量分级

《更新版儿童新冠指南》将检索 3 个英文文献数据库（MEDLINE、Embase、

Cochrane Library）和 3 个中文文献数据库 [中国知网（CNKI）、中国生物医学文献服务系统（SinoMed）和万方数据知识平台（WANFANG DATA）]，同时检索 SSRN、medRxiv、bioRxiv 预印本平台和 Google Scholar。对于检索前 1 个月内发表的高质量系统评价的证据，指南将直接使用；对于发表时间超过 1 个月的高质量系统评价，证据综合和评价小组将进行更新；如果只有低质量的系统评价或没有系统评价，将制作新的系统评价。指南采用 GRADE 方法评估证据质量和推荐意见的强度。

推荐意见形成

《更新版儿童新冠指南》将在考虑获益和风险、患者的价值观和偏好、公平性、可及性和可获得性及卫生经济学等方面的因素后，通过两轮德尔菲调查后形成共识，若超过 70% 的专家投票同意则视为推荐意见达成共识；并通过收集同行评审反馈意见，对指南进行修订。

传播与实施

《更新版儿童新冠指南》拟被翻译成多种语言，同时将通过多个网络和平台进行推广，并根据各国和地区卫生政策和制度、资源、可及性和公平性的差异，对指南进行相应调整。但在实施层面未详细报告。《咳嗽指南计划书》除了报告传播途径之外，还提及将评价指南实施对我国咳嗽儿童诊断及治疗现状的影响，了解指南的传播情况，并评价指南实施对临床决策的影响。但也并未报告具体的实施方法。

指南制订时间

计划书中应该报告指南制订的时间安排，并用图表呈现重要时间节点。因两部指南计划书均未报告具体的时间安排，图 2-3 呈现了其他指南计划书中的甘特图，可供参考。

	2023年1月	2023年2月	2023年3月	2023年4月	2023年5月	2023年6月	2023年7月	2023年8月	2023年9月	2023年10月	2023年11月	2023年12月	2024年1月
指南注册	■												
指南计划书撰写和发表	■												
工作组组建	■												
利益冲突声明与管理	■												
指南范围和临床问题的确定	■	■											
证据检索		■	■	■									
证据筛选与评价				■	■								
形成证据总结表					■	■							
证据质量与推荐强度分级						■	■						
推荐意见德尔菲调查							■	■	■				
指南撰写									■	■	■		
指南投稿与发布											■	■	

图 2-3 指南制订的时间安排

参考文献

[1] CHEN Y，GUYATT G H，MUNN Z，et al. Clinical practice guidelines registry：toward reducing duplication，improving collaboration，and increasing transparency. Annals of Internal Medicine，2021，174（5）：705-707.

[2] HAUG C，GOTZSCHE P C，SCHROEDER T V. Registries and registration of clinical trials. New England Journal of Medicine，2005，353（26）：2811-2812.

[3] SCHIAVO J H. PROSPERO：an international register of systematic review protocols. Medical Reference Services Quarterly，2019，38（2）：171-180.

[4] SIDERI S，PAPAGEORGIOU S N，ELIADES T. Registration in the international prospective register of systematic reviews（prospero）of systematic review protocols was associated with increased review quality. Journal of Clinical Epidemiology，2018，100：103-110.

[5] GE L，TIAN J H，LI Y N，et al. Association between prospective registration and overall reporting and methodological quality of systematic reviews：a meta-epidemiological study. Journal of Clinical Epidemiology，2018，93：45-55.

[6] DICKERSIN K，RENNIE D. Registering clinical trials. JAMA，2003，290（4）：516-523.

[7] SHAMLIYAN T，KANE R L. Clinical research involving children：registration，completeness，and publication. Pediatrics，2012，129（5）：e1291-e1300.

[8] DENNE S C. Pediatric clinical trial registration and trial results：an urgent need for improvement. Pediatrics，2012，129（5）：e1320-1321.

[9] 李慧，陈耀龙，王琪，等 . 中医（中西医结合）临床实践指南制修订方法——计划与注册 . 中华中医药杂志，2016，31（3）：903-906.

[10] CHEN Y，WANG C，SHANG H，et al. Clinical practice guidelines in China. BMJ，2018，360：j5158.

[11] 王子君，罗旭飞，陈耀龙 . 应重视规范撰写指南计划书 . 中华心血管病杂志，2022，50（7）：627-629.

[12] 陈耀龙，杨克虎，王小钦，等 . 中国制订 / 修订临床诊疗指南的指导原则（2022 版）. 中华医学杂志，2022，102（10）：697-703.

[13] XUN Y，LUO X，LV M，et al. Protocols for clinical practice guidelines. J Evid Based Med，2023，16（1）：3-9.

[14] 靳英辉，段冬雪，曾宪涛，等 . 临床实践指南制定方法——指南的注册与计划书设计与撰写 . 中国循证心血管医学杂志，2018，10（2）：129-132，137.

[15] World Health Organization. Handbook for guideline development 2014. Geneva：World Health Organization Press，2014[2022-05-27]. https://apps. who. int/iris/handle/10665/145714.

[16] SCHÜNEMANN H J，WIERCIOCH W，ETXEANDIA I，et al. Guidelines 2.0：systematic development of a comprehensive checklist for a successful guideline enterprise. CMAJ，2014，186（3）：E123-E142.

[17] LUO X，AKL E A，ZHU Y，et al. Developing the RIGHT extension statement for practice guideline protocols：the RIGHT-P statement protocol [version 1；peer review：1 approved with reservations]. F1000Research，2022，11：275.

[18] CHEN Y，YANG K，MARUŠIC A，et al. A reporting tool for practice guidelines in health care：the RIGHT statement. Ann Intern Med，2017，166（2）：128-132.

[19] ZHOU Q，LI W，ZHAO S，et al. Guidelines for the management of children and adolescent with COVID-19：protocol for an update. Transl Pediatr，2021，10（1）：177-182.

[20] 罗征秀，李卫国，李沁原，等 . 中国儿童咳嗽诊断与治疗临床实践指南（2021 版）计划书 . 中华儿科杂志，2021，59（1）：10-13.

第三章

指南工作组构建和利益冲突管理

第一节　指南工作组构建

一、儿科临床实践指南工作组的概述

近年来，随着国内外临床实践指南（本章简称"指南"）数量的快速增加，指南质量也受到越来越多的关注。早期的大部分指南主要由对应专科临床医生制订，参与制订的成员构成较为单一，缺乏多学科临床医生和护师参与的同时，也少有指南方法学家、统计学家、循证医学专家参与指导，对指南的可靠性和科学性存在一定程度的影响。世界卫生组织（WHO）指南制订手册明确规定，指南制订工作组需由指导委员会、指南制订组、系统评价团队、外审组及其他个人团体等多学科专家团队构成。美国儿科学会（AAP）推出的"Evidence-based clinical practice guidelines development and implementation manual"（《循证临床实践指南制订与实施手册》）提出，儿科临床实践指南工作组成员应尽可能多元化，需包括普通儿科医生、特定专业领域专家（如儿童亚专科医生）、循证医学方法学家、流行病学专家、政策实施合作伙伴（PPI）代表、实施科学家、家庭代表等。

二、儿科临床实践指南工作组的组建原则

儿科临床实践指南工作组的组建应满足以下 4 个原则：

（一）合理规划工作组成员数量

合理规划指南工作组成员数量可确保在人力资源有限的情况下快速高效地推进指南。然而，工作组成员数量的要求通常因指南的类型、主题与范围等因素的不同有所差异。

不同类型的指南（如原版指南、更新版指南、改编版指南等），对工作组成员数量的要求不同。如在原有指南基础上进行更新的指南，仅需要考虑最新证据和临床需求，并非对所有临床问题进行更新，因此在组建工作组时满足待更新临床问题的必要的专业和角色需求即可。同理，改编版指南是在原有指南基础上将推荐意见本土化，工作量少于重新制订一部标准版指南，故对人员数量的需求也相对较低。

此外，在指南制订之前除需确定指南类型外，还需要明确其主题和范围，即目标人群（指南应用的对象，如新生儿、3～6岁儿童、青少年等）、关注的疾病、疾病的具体管理阶段（如诊断、治疗、预后等）等。如果指南关注的疾病复杂，涉及诊断治疗等多个管理阶段，则其临床问题数量必然增多，对应指南制订的工作量也将增加，就需要更多的成员参与指南制订。相反，如果指南仅关注单一疾病的诊断或治疗，则无须过多的成员参与。

（二）确保工作组成员具备多学科性

儿科临床实践指南的制订，应由包括儿科医生、资深儿科专家、方法学家等在内的多学科专家共同参与，提高指南制订的科学性和适用性。

儿科医生和资深儿科专家是儿科指南工作组的主要成员，他们将为儿科指南的制订提供专业的知识支持。但需要明确的是，儿科指南工作组中的临床专家不应仅局限于目标疾病的儿科范畴，还需依据指南自身情况，邀请成人相关学科及药学、护理学、放射学等学科专家加入。相对于专业构成单一的专家组，多学科专家组成的儿科指南工作组更能够平衡指南内容，从各自专业角

度为临床问题 / 结局指标的遴选、推荐意见的形成、指南的撰写等提供专业建议，避免推荐意见的学科片面性。

同时，指南方法学家在儿科指南制订过程中也至关重要。循证医学创始人戈登·盖亚特（Gordon Guyatt）教授联合加拿大皇家科学院院士、抗凝和血栓领域的权威临床专家杰克·赫希（Jack Hirsh）教授在 *The Lancet* 发表观点：为确保指南质量，工作组成员应该由临床专家和方法学家共同组成。方法学家的参与可以保证儿科指南制订过程中的证据检索、评价和分级的全面性与科学性，由方法学家和临床专家共同撰写指南全文，能够尽可能降低证据偏倚和利益冲突。

除临床专家和方法学专家外，工作组还可以根据不同儿科指南的需求纳入流行病学、循证医学、卫生经济学、伦理学、法学等相关领域的专家协助儿科指南的制订。

（三）确保工作组成员具有身份代表性

儿科指南工作组需要充分考虑工作组成员的性别、地域、工作单位和资历的代表性。充分平衡儿科指南工作组成员的身份代表性有助于提升制订指南的全面性、客观性、公平性与适用性。

在组建儿科指南工作组时应该考虑到成员性别的均衡。工作组成员男女性别比例的失衡可能会影响对推荐强度的评估，以及对患者价值观和偏好等非临床指标的关注。

同时，应考虑成员地域、工作单位的合理构成。2021 年王子君等对 2019 年中国指南制订人员及工作组的分析结果显示，沿海发达城市专家占比高，西部地区专家占比低；工作组成员主要来自三甲医院，基层医院医生参与度低。地域与医疗机构等级的偏倚会影响指南的适用性和全面性，来自三甲医院或发达地区的指南工作组成员可能并不了解基层或欠发达地区的疾病情况与医疗资源水平。因此，应根据儿科指南的类型和应用地区确定成员所处地域和来源医疗机构等级。对于拟在全国范围内推广的指南，工作组在邀请沿海地区、发达城市专家的同时，也应邀请东北地区、中西部地区和欠发达地区的专家参与指南制订；对于在基层应用的指南，工作组必须邀请基层医生参与指南制订。

此外，成员资历也是儿科指南工作组组建时需要考虑的关键因素。通常，指南更偏向于选择高年资、技术精湛的学科专家或带头人参与指南制订，以提高指南内容的可靠性、前瞻性和影响力。但不可否认的是，长期在一线工作的临床医生具有更加丰富的临床经验，更清楚哪些临床问题需要在指南中优先解决，哪些推荐意见在实践中可能会存在何种阻碍等。因此，一线临床医生和高年资学科专家共同参与制订的儿科指南，更有助于切实、准确地指导儿科临床实践。

（四）应纳入患儿和（或）其监护人

儿科指南工作组组建时，也应考虑患者价值观和偏好，并纳入患者代表。成立包含患者或患者监护人的儿科指南工作组，有助于考虑患儿与其家庭的价值观和偏好，做出符合其需求的指南推荐意见。

由于儿科指南目标人群主要为儿童，他们通常不具有完全的民事行为能力，缺乏完全的理性和决策能力，在涉及医疗抉择时，可能无法准确表达自己的价值观和偏好，或无法理解医疗选择及其后果。因此，在组建儿科指南工作组时，常常选择将患者的监护人（通常为父亲或母亲）作为患者代表纳入。

三、儿科临床实践指南工作组的组建要求与职责

参考国际儿科指南工作组的组建要求，结合我国儿科指南制订实际需求，建议成立包括首席儿科临床专家和首席方法学家的首席专家组对儿科指南进行总负责，同时成立包含指导委员会、秘书组、证据评价组、共识专家组和外审组等在内的指南工作组。在工作组实际组建过程中，可根据指南的具体内容和特点对上述各组进行增减或合并，但至少应包括指导委员会、共识专家组、证据评价组。儿科指南制订工作组的具体分组、人数、专业/领域和职能可参考表3-1。

表 3-1　儿科临床实践指南工作组的组建要求与职能

分组	人数[①]	专业／领域	主要职能
首席专家组[②]	2～4 人	首席儿科临床专家和首席方法学家	首席儿科临床专家是指南的总负责人，对指南制订各个阶段具有决策权，负责撰写指南最终文稿，对临床体系的适用性负责；首席方法学家对指南进行顶层设计，提供方法学指导和培训，并对指南全程进行质量控制，对方法学质量负责；一般情况下首席临床专家和方法学家均由 1 人担任，但涉及多个专业和领域合作的指南，也可适当增加首席专家和首席方法学家的人数
指导委员会	5～9 人	资深临床专家和方法学家	成立指南其他工作组；管理指南利益冲突；批准指南计划书；监督指南制订过程；审定指南全文；提供指南制订必要的咨询和指导
秘书组[③]	2～10 人	学会／协会或承担单位的工作人员	协调其他工作组的工作；起草指南计划书；开展临床问题的调研；组织推荐意见共识会议；详细记录指南制订的整个过程；撰写指南初稿；指南投稿
证据评价组	4～10 人	循证医学专家或具备循证医学知识及能力的专业人员	检索、评价、合成和分级证据；制作系统评价；制作证据总结表和推荐意见决策表
共识组	11～29 人	临床专家和患者家长代表	确定临床问题；对推荐意见进行投票和共识；对指南全文进行定稿
外审组	3～5 人	未直接参与该指南的利益相关者（临床专家、方法学家、患者家长或公众代表、政策制订者等）	评审最终版指南，确保指南的科学性、清晰性和公正性，就指南存在的重大风险或问题，以及具体的推荐意见内容，给出反馈和建议

注：①各工作组人数的确定是编者讨论共识的结果；②首席儿科临床专家主要是指儿科临床医学、药学、护理、临床管理及医学技术等相关领域的专家，首席方法学家主要是指循证医学或指南制订领域的专家；③秘书组在一定程度上可以和证据评价组合并，同时承担两个小组的职责。

四、儿科临床实践指南工作组案例分析

此部分分别选取患者与公众版指南（案例 1）、更新版指南（案例 2）、常规指南（案例 3）共 3 个案例，对儿科指南工作组的组建进行分析说明。

案例 1：2022 年 2 月，中华医学会消化内镜学分会儿科协作组、中国医师协会内镜医师分会儿科消化内镜专业委员会、患者与公众指南联盟和国家儿童区域医疗中心（西北）暨西安交通大学附属儿童医院牵头，联合国内多家

机构/单位，在《中国实用儿科杂志》上，共同发布了《中国儿童消化道异物管理指南（患者与公众版，2022）》。该指南工作组由 52 位国内儿科、消化科和麻醉科临床医生，4 位公共卫生专家，2 位指南方法学专家，10 位循证医学研究人员，2 位医学期刊编辑，10 位患者（家属）代表及 18 位公众代表（包括校医、律师、教师、新闻媒体工作者等）组成。所有指南制订人员按照其职能分配为7 个工作小组，各小组的名称、人员组成、职能详见表 3-2。由于该指南为患者与公众版指南，故指南工作组组建时根据指南特点增设患者与公众组。

表 3-2　《中国儿童消化道异物管理指南（患者与公众版，2022）》制订工作组名称、人员组成及职能

分组	人员组成	主要职能
首席专家	1 位首席临床专家和 2 位首席指南方法学专家	（1）首席临床专家是指南的总负责人，对指南的内容负责；（2）首席方法学家对指南进行顶层设计和全程质量控制，对指南的方法学负责；（3）首席临床专家和首席方法学专家共同对指南工作组成员的利益冲突进行管理
专家委员会	17 位资深临床专家（包括 1 位院士），2 位公共卫生专家，2 位公众代表（1 位律师和 1 位新闻媒体工作者）	（1）组建指南工作组；（2）批准指南制订计划书；（3）指导确定指南的适用人群、主题和范围；（4）指导并监督本指南制订方法和流程；（5）指导、监督证据检索、评价和形成终版证据总结表；（6）审核、修订指南全文和处理外审意见；（7）批准指南发布
秘书组	9 位临床医生	（1）起草指南计划书，完成指南注册；（2）收集、遴选和解构临床问题；（3）组织指南制订过程中的相关会议；（4）完成指南外审协调事宜；（5）记录指南制订的全过程；（6）协调各组的其余相关事宜
证据评价组	10 位循证医学研究人员	（1）完成文献检索和筛选及证据分级；（2）撰写证据总结表；（3）协助秘书组处理指南制订过程中与证据相关的问题
患者与公众组	10 位患者代表，10 位公众代表（2 位幼师，1 位小学教师，2 位中学教师，2 位校医，2 位疾控中心工作人员，1 位律师）	（1）参与确定指南范围，包括指南的传播与实施方式；（2）参与临床问题的收集和遴选；（3）完成患者与公众价值观和偏好调查；（4）评估推荐意见的可理解性
共识组	21 位资深临床医生，2 位公共卫生专家，2 位医学期刊编辑，6 位公众代表（2 位新闻媒体工作者，2 位律师，1 位图书出版从业者和 1 位基金会工作者）	（1）对推荐意见进行投票和共识；（2）评估推荐意见的可理解性（患者与公众代表）
外审组	未直接参加本指南制订的 4 位资深临床专家	对指南初稿进行审核，提出修改意见和建议，并将其反馈于秘书组

案例 2：2022 年 9 月，由国家儿童健康与疾病临床医学研究中心（重庆医科大学附属儿童医院）牵头发起，联合 12 个国家参与的 "Guidelines for the prevention and management of children and adolescents with COVID-19"（《儿童与青少年新冠预防与管理指南》）在 *European Journal of Pediatrics* 发表。鉴于原版指南为快速建议指南，为增强工作组成员在专业知识、区域和性别方面的多样性，该更新版指南在前一版指南工作组的基础上，邀请并招募了更多新的工作组成员。该国际儿科指南工作组由 69 位成员组成：45 位原指南工作组成员和 24 位新成员。同时，该指南工作组组建考虑了性别的平衡，近一半工作组成员为女性。其详细工作组成员构成、分组及职能见表 3-3。

表 3-3 《儿童与青少年新冠预防与管理指南》制订工作组名称、人员组成及职能

分组	人员组成	主要职能
指导委员会	5 位成员组成，包括 1 位主席、1 位联合主席、1 位首席方法学家和 2 位首席临床专家	（1）组建指南工作组；（2）确定指南的主题和范围；（3）确定指南的临床问题；（4）监测和评估指南更新过程；（5）起草完整的更新指南；（6）批准建议和指南的最终版本以供发布
专家共识组	41 位成员组成，成员专业包括：小儿呼吸内科学、儿科危重症病学、新生儿学、儿童肾脏病学、儿童免疫学、传染病学、呼吸与危重症医学、护理学、放射学、公共卫生、卫生政策、卫生经济学和统计学等	（1）评估更新临床问题的范围；（2）对建议加入更新指南的新临床问题进行优先性排序；（3）参与德尔菲调查，对建议进行投票并达成共识；（4）修订更新指南全文的初稿
证据综合与评价小组	20 位具有系统评价经验的成员组成	（1）检索指南原始版本中 10 个临床问题的最新证据，形成证据更新报告；（2）初步拟定纳入更新的临床问题；（3）检索、制订或更新已确定临床问题的证据系统评价；（4）完成 GRADE 证据分级；（5）撰写指南建议决策表
患者代表组	2 位儿童监护人和 1 位儿童患者组成	（1）参与确定指南范围，包括指南的传播与实施方式；（2）参与临床问题的收集和遴选；（3）完成患者与公众价值观和偏好调查；（4）评估推荐意见的可理解性

案例 3：2022 年 12 月，中华医学会儿科学分会免疫学组联合中华儿科杂志编辑委员会和儿童风湿免疫病联盟牵头制订的《中国幼年皮肌炎诊断与治疗

指南》在《中华儿科杂志》上发布。该指南工作组由指导委员会、秘书组、共识专家组、证据评价组、外审组构成，工作组共有来自25个省/自治区/直辖市的45位成员，其中女性成员25位（55.5%），除儿科领域临床医生之外，还包括循证医学专业人员，其人员构成具有代表性和多学科性。详细工作组成员构成、分组及职责见表3-4。

表3-4　《中国幼年皮肌炎诊断与治疗指南》制订工作组名称、人员组成及职能

分组	人员组成	主要职能
指导委员会	6位儿科领域的资深临床医生	（1）管理和评估其他小组的利益冲突；（2）审议和批准指南计划书；（3）监督指南制订过程，控制指南质量；（4）审议和批准指南全文；（5）对指南制订过程中有争议的问题进行裁决
秘书组	2位儿科背景临床医生（同时为证据评价组成员）	（1）协调各工作组之间的工作，组织线上或线下会议，记录指南制订过程；（2）进行指南注册，撰写指南计划书；（3）开展临床问题的调研
共识专家组	25位儿科临床医生，分别来自21个省/自治区/直辖市，其中女性15位（60.0%）	（1）确定指南的范围和拟纳入的临床问题；（2）形成推荐意见共识；（3）起草和修改指南全文；（4）定期对指南推荐意见进行更新
证据评价组	共12位，其中1位为循证医学专业人员，11位为具备循证医学知识的临床医生	（1）检索、评价、合成和分级证据；（2）制作证据总结表和推荐意见决策表
外审组	2位未直接参加本指南制订的儿科领域专家	对形成的推荐意见进行审核，提出修改建议和意见

第二节　利益冲突管理

一、指南中利益冲突的定义

国内外不同指南制订机构对指南的利益冲突进行了定义（表3-5），均指出利益冲突是指主要利益的专业判断、决定或行动受到次要利益的不良影响而引发的风险，进而影响指南的科学性和可信度。

表 3-5　不同指南制订机构对利益冲突的定义

制订机构	利益冲突定义
WHO[①]	利益冲突是指南制订过程中出现偏倚和可信度下降的一项重要的潜在来源。WHO 指南的利益冲突是指由专家声明的任何可能或被认为会影响到专家提供给 WHO 建议的客观性和独立性的利益
中华医学会	指南在制订过程中，当主要利益（公众利益）受到次要利益（个人利益）的影响时，便会产生利益冲突。利益冲突可能会引起有益的效果被高估而危害性被低估，是指南制订过程中重要的潜在偏倚来源，可能导致指南的信任危机
NAM[②]	一系列可能导致有关主要利益的专业判断或行动将受到次要利益的不当影响的风险
GIN[③]	个人的私人利益与其职业义务之间存在分歧，以至于独立观察者可能会合理地质疑个人的职业行为或决定是否出于个人利益（如经济、学术进步、临床收入来源或社会地位等），或者可能影响个人以开放的心态处理科学问题能力的经济或知识关系（intellectual relationship）
NICE[④]	当一个理性的人认为一个人在 NICE 工作中应用判断或行动的能力受到或可能被认为受到其利益之一的损害或影响时，就存在利益冲突

注：①世界卫生组织；②美国国家医学院；③国际指南协作网；④英国国家卫生与临床优化研究所。

二、利益冲突的分类及影响

（一）利益冲突的分类

目前国际上对指南中利益冲突的常见分类包括：①按照利益冲突是否可用金钱来衡量分为经济利益冲突和非经济利益冲突；②按照利益冲突与指南制订成员之间的关系（即是否可明确追溯到相关责任人）分为直接利益冲突和间接利益冲突。

指南利益冲突按照经济利益冲突和非经济利益冲突划分更为普遍；而直接利益冲突特指与经济相关，间接利益冲突既包含了经济方面的利益冲突，也包含了非经济方面的利益冲突。

（二）经济利益冲突的影响

经济利益冲突包括任何以实物形式获得报酬或利益的关系，这些关系可能会影响一个人在评估具体推荐意见或共识时的判断。在指南制订的过程中，存在经济利益冲突的指南工作组成员可能更倾向于作出有利于经济利益来源方的判断和决定。

2020 年 WHO 发表简报，以存在严重的利益冲突为由，正式撤回其 2012 年发布的 "WHO guidelines on the pharmacological treatment of persisting pain in children with medical illnesses"（《世界卫生组织关于患病儿童持续性疼痛的药物治疗指南》）。经审查，该部指南的制订受到了阿片类药物制造商（以普渡制药公司为首）的影响，推荐意见过度强调该药的"止痛"作用，而淡化甚至否认药物的成瘾性，造成因滥用阿片类药物致死的严重后果。有报道显示，该指南咨询的 21 个组织中，有 8 个已知与普渡制药有财务关系，这些机构包括国际儿童姑息治疗网络和美国疼痛学会。普渡制药正是通过给予有影响力的医生和医疗集团丰厚的经济回报，才将其药物成功宣传给了撰写 WHO 指南的委员会。

（三）非经济利益冲突的影响

非经济利益冲突（如学术利益冲突）包括任何可能产生依附于特定预定观点的活动，这些观点可能会影响一个人在形成推荐意见时的判断。在指南制订的过程中，存在非经济利益冲突的指南工作组成员可能更倾向于作出有利于自己专业或领域的判断和决定。例如，相较于其他医生，发表过与指南推荐意见相关文章的医生更容易作出与自己研究结果相近的推荐。因此，即使是非经济相关的利益，也会对推荐意见造成影响。

三、儿科临床实践指南中利益冲突的报告现况

2021 年 Zhang 等对国际儿科临床实践指南方法学和报告质量的系统评价显示，利益冲突相关领域的指南研究与评价（AGREE Ⅱ）工具得分率为 25.2%，医学实践指南报告清单（RIGHT）利益冲突相关领域依从性得分率为 24.1%。随着时间的推移，儿科指南利益冲突领域的方法学和报告质量有所提高，但未达到理想水平，仍需要进一步改进提升。2023 年指南科学性、透明性和适用性评级工具（STAR）工作组针对 2022 年中国儿科领域医学期刊发表指南和共识的科学性、透明性和适用性的评价发现，在儿科临床实践指南利益

冲突报告方面，指南的得分率为 63.0%，共识得分率为 54.1%，但在利益冲突管理的报告方面，指南的得分率仅为 17.4%，而共识的得分率只有 5.5%。由此可见，儿科临床实践指南利益冲突及其管理办法的报告亟待加强，尤其缺乏对利益冲突管理办法的具体描述。

四、儿科临床实践指南中利益冲突的管理方法

儿科临床实践指南通常需要建立利益冲突管理委员会对指南工作组所有成员的利益进行管理。

（一）建立利益冲突管理委员会

建议由不存在任何利益冲突的 3 位成员组建利益冲突管理委员会，其中 1 位为指南的主席，1 位为指南的方法学家，另外 1 位为不参与指南制订且与指南目标疾病专业不相关的专家。

利益冲突管理委员会成员的具体职责包括：①收集指南工作组全体成员的利益冲突声明表；②评估指南工作组成员的利益声明是否造成利益冲突，以及造成利益冲突的严重程度；③根据指南工作组成员是否存在利益冲突及其严重程度对工作组成员进行处理；④协助相关工作组成员在指南或其附件中对利益冲突的管理办法及结果进行充分报告。

（二）利益冲突声明

在成立指南工作组时，所有拟加入的成员都需要填写利益冲突声明表，披露过去 3 年本人及三代以内直系亲属（表中简称"家人"）与所制订指南相关的利益关系，包括经济和非经济利益关系。利益冲突声明表可参考表 3-6，在实际操作中，可根据指南具体情况进行改编。

利益冲突声明需要在指南制订过程中持续更新，所有指南工作组成员需要在参与指南任一环节前对本人及其家人的利益进行声明与披露。如无特殊情况，所有利益冲突声明表应对指南工作组成员、期刊编辑或审稿人及指南发表后的读者公开。

表 3-6　指南利益冲突声明表示例

XX 临床实践指南利益冲突声明表					
姓名			机构		
职称		职务		专业领域	
联系电话			邮箱		
通讯地址					

● 所有指南制订小组成员必须声明所有潜在的利益冲突（包括所有影响或可能影响专家客观性和独立性的利益冲突）。

● 您必须在这张利益冲突声明表上声明本部指南主题相关的任何经济、非经济或其他方面的利益冲突。

过去 3 年间可能存在的经济利益冲突	
我或我的家人接受过与该指南有利益关系的企业支付的总和大于 1.5 万元人民币费用（如咨询费、劳务费、礼物和差旅费等）	是□ 否□
我或我的家人持有与该指南有利益关系的企业股份或股票	是□ 否□
我或我的家人拥有与该指南有利益关系的企业相关的个人专利	是□ 否□
我或我的家人接受过与该指南有利益关系的企业提供的研究经费	是□ 否□
我或我的家人接受过与该指南有利益关系的企业资助的试验设备、仪器或试剂等	是□ 否□
过去 3 年间可能存在的非经济利益冲突	
我或我的家人担任了与该指南有利益关系的企业或相关组织的董事会、委员会成员或顾问	是□ 否□
我或我的家人参与了与该指南有利益关系的企业相关产品的研究工作	是□ 否□
我或我的家人发表了与该指南有利益关系的企业相关产品的论文	是□ 否□
我或我的家人持有与该指南主题相关的、可能影响证据评价或推荐意见形成的个人信念（政治、宗教、思想或其他）	是□ 否□
我或我的家人患有该指南所涉及的相关疾病	是□ 否□

注：与指南有利益关系的公司包括生产、销售相关药物或设备的公司

除上述内容，在过去的 3 年内，您还有什么需要声明的内容，请于下框填写。

　

如果上述任何问题您的答案为"是"，请在下框中给予简要的解释。

　

利益声明发表知情：我同意将上述内容公开给其他指南制订小组成员，并同意该利益声明表在指南中发表。

声明：我承诺我所声明的内容是真实而完整的。如果上述我所声明的信息在任何时间发生任何变动，我将迅速告知指南利益冲突管理委员会并完成一份新的利益声明表。

签名：_____

日期：_____

由指南利益冲突管理委员会填写：.

基于上述利益冲突声明，该成员的利益冲突级别判定结果为：

严重　不严重　无

处理方式：

（三）利益冲突的评估

指南工作组成员将完成的利益冲突声明表提交至指南利益冲突管理委员会进行评估，具体评估标准见表3-7。

表3-7　利益冲突的严重程度分类

严重程度	具体内容	标准
严重	（1）企业支付的总和大于一定金额的咨询费、劳务费、礼物和差旅费	满足任意一条，可能存在严重的利益冲突
	（2）持有企业股份或股票	
	（3）拥有与企业相关的个人专利	
	（4）直接接受企业的研究经费	
	（5）接受企业资助的实验设备、仪器或试剂等	
	（6）企业或其相关组织的董事会或委员会成员或顾问	
	（7）参与企业产品相关的研究工作	
不严重	（1）发表与企业产品相关的论文	满足任意一条，可能存在不严重的利益冲突
	（2）持有与指南主题相关的、可能影响证据评价或推荐意见形成的个人信念（政治、宗教、思想或其他）	
	（3）家属患有指南所涉及的相关疾病	
无	无任何经济与非经济利益关系	—

（四）利益冲突的处理

指南利益冲突管理委员会对不同程度利益冲突的指南制订参与者进行不同的管理，具体处理办法如下：

（1）可能存在严重利益冲突：若成员同意，可通过解除相关利益关系，将其利益冲突风险降低至不影响参与该部指南的制订；若无法解除相关利益关系，则不允许其继续参与指南制订的任何环节。

（2）可能存在不严重的利益冲突：①可参与所有内容的讨论并提供相关专业知识；②需经利益冲突管理委员会审批后决定其是否参与推荐意见共识的投票与论文的撰写，以及是否署名。

（3）可能不存在利益冲突：可参与指南制订的所有步骤。

（五）利益冲突的报告

在撰写指南全文时，需要将指南的利益冲突情况进行清晰明确的报告，包括指南项目贡献者（即指南制订者）的利益冲突，以及指南项目资助。指南发表时，所有利益冲突声明（包括利益冲突声明表电子版，如有纸质表，其扫描件也应附上）都应作为附件予以发表或者以公开获取的形式上传，并在指南中附上相应链接。

目前 RIGHT 工作组已完成医学实践指南利益冲突和资助报告规范（RIGHT-COI&F），详细的 RIGHT-COI&F 中文版报告清单条目见表 3-8。RIGHT-COI&F 的发布将有助于促进指南制订过程中关于利益冲突及管理办法报告的撰写，进一步提高指南制订过程的科学性与透明性。

表 3-8 RIGHT-COI&F 清单条目

领域／主题	条目内容
指南项目贡献者的利益冲突	
信息公开获取	1*. 描述实施了哪些利益冲突政策（例如，组织的利益冲突政策、专门为本指南制订的利益冲突政策）及获取途径
定义	2. 阐明指南制订组织所使用的利益冲突定义和分类
利益冲突管理的准备工作	3. 阐明谁负责实施组织的利益冲突政策（例如，独立的指南制订小组委员会）；若适用，请描述其详细信息（例如，建立过程、组成、是常设还是临时的） 4. 阐明在形成指南制订工作组前，为减少利益冲突而采取的行动（例如，筛选公开可用的利益披露数据库，或仅邀请没有利益冲突的人员）
利益的披露	5. 阐明利益冲突政策适用于参与指南项目的哪些群体（例如，指南制订工作组、系统评价组、同行评审人员） 6. 阐明披露利益的个人是否也须披露与其有关人员的利益，并说明这些人是谁（例如，配偶） 7. 阐明应如何披露利益（例如，是否使用标准化的披露表） 8. 阐明需要披露的利益 [例如，根据利益类型、与主题的相关性、利益的来源、披露经济利益的最低金额或时间范围内（新近度）] 9. 阐明需要披露利益的细节（例如，来源、金额、日期） 10. 阐明关于更新利益披露的任何过程（例如，更新频率、时间、形式、提醒或收集的步骤） 11*. 报告披露的利益或其全面的总结（初次披露和更新披露），包括"无利益"的披露
利益的评估	12. 阐明关于验证披露内容准确性和完整性的任何过程（例如，谁负责、验证方法、如何处理发现的差异） 13. 阐明用于评估利益是否有冲突及冲突严重程度的标准 14*. 报告哪些披露的利益被评估为利益冲突

续表

领域／主题	条目内容
利益冲突的管理	15. 阐明利益冲突的管理策略（若有），说明对不同严重程度利益冲突的管理策略［例如，要求制订组成员无利益冲突的最低百分比、从指南制订组中排除、在特定角色中排除（如主席、系统评价人员）、在某些具体步骤中排除（如投票环节）、通过撤资或限制在任命过程中或之后可能导致利益冲突的关系］ 16. 阐明不遵守利益披露规定的任何影响 17. 阐明在利益冲突政策实施过程中解决争议的任何过程 18*. 报告利益冲突管理的结果（例如，个人是否被排除或其贡献是否受到限制，或任何其他相关活动）
指南项目资助	
信息公开获取	19*. 描述实施了哪些资助政策（例如，组织的资助政策、专门为本指南制订的资助政策）及获取途径
资助的来源	20. 若适用，阐明是否不应接受特定来源的资助
	21. 阐明是否要报告资助的金额
	22*. 报告指南是否收到或期望收到资助（如果否，条目 23～25 不适用）
	23*. 直接或间接资助者（例如，国家自然科学基金会）的名称，包括间接资助者的详细信息
	24*. 若适用，资助的标识符（例如，项目编号）
	25*. 资助者是否对如何使用资金设置了限制
	26*. 报告资助者在指南制订、计划传播和实施步骤中的作用
资助的管理	27*. 描述任何风险缓解策略（例如，使用资金防火墙），以尽量减少资助者对指南制订过程的影响

注：* 表示实施相关条目。

五、儿科临床实践指南利益冲突与管理的案例分析

2022 年 9 月 "Guidelines for the prevention and management of children and adolescents with COVID-19"（《儿童与青少年新冠预防与管理指南》）发布，该指南不仅报告了指南的利益冲突，而且在附件中通过表格形式报告了指南工作组成员的利益声明摘要及具体管理办法，并在附录中对全部工作组成员的利益冲突申报表进行公开。该指南工作组共有 6 位专家报告了可能存在的经济或者非经济利益冲突，经指南利益冲突管理委员会评估，认为其报告的利益冲突均尚未严重到影响其作为指南工作组成员参与制订及更新该部指南的程度。该指南工作组成员的利益声明摘要及其管理情况见表 3-9（节选）。

表 3-9 《儿童与青少年新冠预防与管理指南》利益冲突管理情况（节选）

姓名	利益冲突	利益冲突管理
专家 1	不存在潜在的利益冲突	/
专家 2	不存在潜在的利益冲突	/
专家 3	RIGHT 工作组共同创始人和共同主席	该冲突被认为没有严重到影响指南工作组成员参与该指南更新过程的程度
专家 4	不存在潜在的利益冲突	/
专家 5	不存在潜在的利益冲突	/
专家 6	受聘为沙特国王大学医疗中心的儿科医生与临床实践指南方法学专家，负责其所有指南改编项目，并领取月薪	该冲突被认为没有严重到影响指南工作组成员参与该指南更新过程的程度
专家 7	中国瑞德西韦治疗 COVID-19 临床试验的主要研究者	该冲突被认为没有严重到影响指南工作组成员参与该指南更新过程的程度；但该成员被排除在所有有关瑞德西韦的讨论和投票之外
专家 8	AGREE 工作组现任主席	该冲突被认为没有严重到影响指南工作组成员参与该指南更新过程的程度
专家 9	世界卫生组织 COVID-19 临床管理指南制订治疗小组成员，GRADE 工作组联合主席	该冲突被认为没有严重到影响指南工作组成员参与该指南更新过程的程度
专家 10	受聘于爱丁堡大学，兼任欧洲过敏与临床免疫学学会秘书长，该学会接受行业赞助（如其网页所示，https://www.eaaci.org/organisation/founder-sponsors.html）	该冲突被认为没有严重到影响指南工作组成员参与该指南更新过程的程度

参考文献

[1] 靳英辉，张林，黄笛，等. 临床实践指南制定方法——指南制定参与人员及组成分配. 中国循证心血管医学杂志，2018，10（4）：385-391.

[2] 陈耀龙，马艳芳，周奇，等. 谁应该参与临床实践指南的制订？协和医学杂志，2019，10（5）：524-530.

[3] WHO handbook for guideline development, 2nd Edition. https://www. who. int/publications/i/item/9789241548960.

[4] LIU E, SMYTH R L, LI Q, et al. Guidelines for the prevention and management of children and adolescents with COVID-19. Eur J Pediatr, 2022, 181（12）：4019-4037.

[5] 王子君，史乾灵，刘云兰，等. 2019 年期刊公开发表的中国临床实践指南文献调查与评价——制订人员及工作组情况. 协和医学杂志，2021，12（4）：552-559.

[6] Institute of Medicine. Clinical practice guidelines we can trust. Washington D. C：National Academies Press，2011.

[7] RAINE R, SANDERSON C, BLACK N. Developing clinical guidelines: a challenge to current methods. BMJ, 2005, 331 (7517): 631-633.

[8] HIRSH J, GUYATT G. Clinical experts or methodologists to write clinical guidelines? Lancet, 2009, 374 (9686): 273-275.

[9] 中华医学会消化内镜学分会儿科协作组, 中国医师协会内镜医师分会儿科消化内镜专业委员会, 患者与公众指南联盟. 中国儿童消化道异物管理指南 (患者与公众版, 2022). 中国实用儿科杂志, 2022, 37 (6): 401-414.

[10] 刘辉, 王华, 刘云兰, 等. 中国儿童消化道异物管理指南 (患者与公众版, 2022) 计划书. 中国实用儿科杂志, 2022, 37 (2): 81-87.

[11] 中华医学会儿科学分会免疫学组, 中华儿科杂志编辑委员会, 儿童风湿免疫病联盟. 中国幼年皮肌炎诊断与治疗指南. 中华儿科杂志, 2022, 60 (12): 1236-1247.

[12] World Health Organization. Retraction of WHO guidance on opioid use. Bull World Health Organ, 2020, 98 (1): 3.

[13] GRAHAM R, MANCHER M, MILLER WOLMAN D, et al. Clinical practice guidelines we can trust. Washington (DC): National Academies Press, 2011.

[14] QASEEM A, WILT T J, FORCIEA M A, et al. Disclosure of interests and management of conflicts of interest in clinical guidelines and guidance statements: methods from the Clinical Guidelines Committee of the American College of Physicians. Annals of internal medicine, 2019, 171 (5): 354-361.

[15] GUYATT G, AKL E A, HIRSH J, et al. The vexing problem of guidelines and conflict of interest: a potential solution. Annals of internal medicine, 2010, 152 (11): 738-741.

[16] 荀杨芹. 医学实践指南利益冲突和资助现况及其报告规范的研发与验证. 兰州大学, 2023.

[17] SAVER R S. Is it really all about the money? Reconsidering non-financial interests in medical research. J Law Med Ethics, 2012, 40 (3): 467-81.

[18] 中华医学会杂志社指南与标准研究中心, 中国医学科学院循证评价与指南研究创新单元 (2021RU017), 世界卫生组织指南实施与知识转化合作中心, 等. 2022 年医学期刊发表中国指南和共识的科学性、透明性和适用性的评级. 中华医学杂志, 2023, 103 (37): 2912-2920.

[19] 陈耀龙, 杨克虎, 王小钦, 等. 中国制订/修订临床诊疗指南的指导原则 (2022 版). 中华医学杂志, 2022, 102 (10): 697-703.

第四章
临床问题的调研与解构

第一节 临床问题的调研

一、明确临床问题的重要性

构建临床问题是临床实践指南制订的重要环节。《中国制订/修订临床诊疗指南的指导原则（2022版）》指出，临床实践指南应当针对具体的临床问题给出推荐意见。指南所关注的临床问题在很大程度上决定了这部指南的全面性和适用性。临床问题的来源、数量和组成不仅会影响指南的篇幅和推荐意见的范围，还会对指南的推广和应用产生影响。一部指南选择的临床问题应是当前临床实践中最为紧迫、能够体现临床实际需求的问题，在其得到解答和推广应用后，能够有效提高医疗质量。如果临床问题的构建过程中出现结构不合理或表述不规范等问题，可能会导致证据检索不全面或不规范，进而影响推荐意见的质量。

二、临床问题的优先性

鉴于指南的篇幅、现有证据的可用性及资源的限制，一部指南能够覆盖的临床问题数量是有限的。因此，必须确定应该首先解决哪些临床问题。建议基于以下几个方面来确定需优先处理的临床问题。①社会关注度：医务工作者、患者等利益相关方都认为需要解决的临床问题；②问题争议性：针对该临床问题，现有证据不一致，或临床专家持有不同意见；③临床实践差异：如不同医疗机构间的临床实践存在差异；④新的研究证据：如某领域有最新的、可改变指南推荐意见的研究证据发表，则该问题可作为重要的临床问题被优先考虑。

国际指南协作网（GIN）指南更新工作组在2020年推出了UpPriority工具，该工具专门用于对更新指南中的临床问题进行优先级排序。该工具考虑了6个关键因素来决定问题的优先级：推荐意见对患者安全的影响、新证据的可用性、临床问题背景的相关性、方法学适用性、目标人群的兴趣及医疗服务获取的影响。此外，UpPriority工具还提供了用户手册和带有评分公式的表格，以便指南制订者能够更轻松地进行优先级评估和排序。在确定临床问题优先级时可以考虑使用该工具。

三、临床问题的分类

指南中的临床问题分为背景问题和前景问题。背景问题指与指南主题相关的重要背景信息的问题，如定义、流行病学、疾病负担、疾病分布、潜在干预或暴露因素的病理生理机制。前景问题用于指导证据检索形成推荐意见，主要包括干预、诊断检测、环境、遗传和其他暴露因素等问题。其中，干预问题主要指干预措施的效力、效果和潜在危害及干预措施的可接受性、可行性、成本和成本效益等因素，以及推荐意见目标人群的价值观和偏好；诊断检测问题包括诊断的敏感性、特异性、阳性和阴性预测值，以及其他相关参数；环境、遗传和其他暴露因素包括基线风险和预后，以及暴露特定结局的相对风险。

四、临床问题的数量

临床问题的数量取决于指南的范围、制订时间和资源限制。标准指南关注的临床问题通常在10个左右；完整指南关注的临床问题数量可为几十到上百个；快速指南关注的临床问题通常在个位数。

五、获取和遴选临床问题的方法

临床问题的获取方法主要包括两种，一是文献来源（相关指南、系统评价或临床研究）的问题遴选，二是对指南使用者（特别是一线临床医务人员）进行调研。无论是文献来源还是临床调研，其共性步骤如下：收集临床问题（基于文献或调研）；整理临床问题（对原始问题进行去重、合并和整理）；遴选临床问题（设计问卷、专家评分、收集意见）；确定临床问题（按照其重要性进行排序，问题反馈及确定问题清单）。

各遴选细节见表 4-1 和表 4-2。

表 4-1　文献来源的临床问题遴选步骤

顺序	内容	注意事项
步骤一	检索相关指南和系统评价	1. 由 2 名研究人员通过独立检索，提取临床问题清单 2. 收集指南中直接提出、推荐意见回答的临床问题，或指南中有争议、尚未解决的临床问题；收集系统评价中提出的 PICO 问题或有争议、尚未解决的临床问题
步骤二	形成临床问题列表及调查问卷	1. 由 2 名研究人员对收集到的临床问题进行去重、合并后，形成临床问题汇总列表 2. 召开 1～2 次核心成员（临床专家及循证或指南方法学专家）工作会议，对临床问题进行探讨、修改和补充 3. 形成预调查问卷：包括调研目的、调查对象个人信息（如性别、学历、职称、单位、科室、地区等）、临床问题重要性评价（如 7 分制，1 分表示完全不重要，7 分表示至关重要）、开放性临床问题补充等
步骤三	小范围及大范围问卷调查	1. 优先在小范围内，对具有较为丰富临床经验的临床医生进行调查，并对结果分析后完善调查问题，形成正式调查问卷 2. 在大范围样本中进行正式调查
步骤四	确定最终纳入的临床问题	根据调查结果、临床医生的实践经验，以及循证证据支持，确定最终纳入的临床问题

表 4-2 基于调研的临床问题遴选步骤

顺序	内容	注意事项
步骤一	小范围调研，获得初期临床问题	1.通过个人访谈、会议讨论、头脑风暴、问卷调查等方式收集医生最关注的临床问题 2.对收集到的临床问题进行汇总、去重、整合、分类、讨论后，确定临床问题清单 3.形成预调查问卷，并完成预调查
步骤二	大范围调研，评价临床问题的重要性	大范围内对步骤一中形成的临床问题进行重要性评价（内容同表 4-1）
步骤三	共识会议确定最终临床问题	指南组成员需根据临床经验及调研结果，判断临床问题的重要性和必要性，最终纳入最值得关注的临床问题

六、临床问题重要性评分

临床问题重要性评分可采用 Likert 分级量表，例如 Likert7 级量表（1～7分），具体评判标准主要包括按照问题共识度和按照问题平均/中位得分两种，详见表 4-3。需要注意是，对于未达成共识的问题，可将其编入下一轮调研问卷以达成最终共识。

表 4-3 临床问题重要性评分评判标准（以 Likert7 级量表为例）

评判标准	结果	分值标准
按照问题共识度	纳入	6～7分（75%以上）
	排除	1～3分（75%以上）
	未达成共识	4～5分
按照问题平均/中位得分	纳入	6～7分
	排除	1～3分
	未达成共识	4～5分

第二节 临床问题的解构

临床问题分为定量问题和定性问题。定量问题是指在临床医学研究中能够利用数值数据进行描述、量化和分析的问题。定性问题指在临床医学研究中对疾病、症状、治疗反应或患者结局的本质、特性进行探讨的问题。定量问题可采用 PICO 模型对临床问题进行解构，其含义及需考虑的内容见表 4-4。需要考虑一些衍生要素，例如干预效果、干预危害、诊断、偏好与价值观、风险或预后、资源投入等，其各自的原理及解释见表 4-5。对于某些定性研究问题，常用 SPIDER 模型进行解构，其要素和解释详见表 4-6。

表 4-4 PICO 模型

要素	解释
P（population，人群/患者）	需考虑干预方案的目标人群是谁？相关的人口学因素有哪些？（需考虑年龄、性别、种族、社会身份和行为特征等）所处环境如何？（医院、社区、学校等）人群亚组有哪些？
I（intervention，干预措施）	干预方案是什么？有哪些治疗措施、程序、诊断试验、预后因素、风险因素、生活方式的改变、社会活动、筛查试验、预防措施或是某种手段正在进行评估？有哪些需要考虑的变量（剂量、频次、时间安排和疗程等）？
C（comparison，对照/比较）	其他干预方案有哪些？（例如正在使用的措施、指南制订专家组考虑作为干预的措施。可作为对照的有安慰剂、无干预、标准护理、现行的标准诊断方式、干预措施的调整方案或完全不同的干预措施）
O（outcome，结局指标）	推荐意见的目的是什么？要达到怎样的效果？可能引起怎样的危害？需要根据专家、实施者和受推荐意见影响最大的群体给出的意见仔细遴选可能的阳性和阴性结局

表 4-5 PICO 模型衍生要素

临床问题类型	原理	关注内容
干预效果	在患某一疾病的人群（P）中，一项特定干预或方法（I）获得有利结局（O）的效果	人群（P）需注意关注的人群是哪些、亚组人群有哪些；干预措施（I）考虑何种干预、疗法或手段；对照措施（C）需考虑主要的替代治疗或方法；结局指标（O）需考虑疾病或病情对患者影响最大的结局是什么
干预的危害	在患某一疾病的人群（P）中，一项特定干预或方法（I）的不利结局（危害）	人群（P）需关注获得不利结局（O）的效果；干预和对照措施同"干预效果"；结局指标（O）需考虑对接受该干预的患者影响最大的危害或不利结局是什么

续表

临床问题类型	原理	关注内容
诊断	在患某一疾病的人群（P）中，一项特定检查方法（I）相比于"金标准"（C）对该疾病（O）的诊断准确性如何	人群（P）需关注该检查方法的适用人群和亚组人群有哪些；干预措施（I）需关注哪种检查方法或策略将被评估；对照措施（C）需关注对照方法是什么（通常是"金标准"或现有的诊断方法）；结局指标（O）需考虑该检查方法或策略诊断目标疾病的准确性（通常为敏感度、特异度、预测值和相关参数）
偏好与价值观	在患某一疾病的人群（P）中，对干预或暴露（I）的潜在结局的偏好和价值观（O）是什么	人群（P）需关注人群和亚组人员有哪些；干预措施（I）需考虑何种干预、疗法或手段；对照措施（C）需考虑主要的替代治疗或方法是什么；结局指标（O）需考虑疾病或病情对患者影响最大的结局是什么、与可能的危害对比目标人群如何考虑该干预或暴露可能的益处、受这些干预或暴露影响的人群对该干预的态度如何
风险或预后	在患某一疾病的人群（P）中，与基线风险（C）相比，某预后或风险因素（I）是否会改变特定事件的发生风险（O）	人群（P）需关注人群和亚组人员有哪些；干预措施（I）需考虑关注的暴露因素是哪些、哪些个人或环境因素能预测结局；对照措施（C）需关注基线风险（非暴露组的风险）如何；结局指标（O）需考虑暴露组中该疾病的发生率
资源投入的考虑	在患某一疾病的人群（P）中，干预措施所花费的成本和所耗费的资源与人群的获益如何	人群（P）需关注人群和亚组人员有哪些；干预措施（I）需考虑何种干预、疗法或手段；对照措施（C）需关注主要的替代治疗或方法是什么；结局指标（O）需考虑干预（I）的成本是多少、疾病或病情对患者影响最大的结局（O）是什么、是否提供了成本效果的测量标准

表 4-6 SPIDER 模型

要素	解释
S（sample，样本）	定性研究的参与者通常以个体为单位，此处称为"样本"
PI（phenomenon of interest，感兴趣的现象）	定性研究注重研究对象的需求、观点、态度和经验等，此处不宜称为"干预""暴露"等
D（design，研究设计）	定性研究设计包括焦点小组访谈、个人深度访谈等，限制该要素可以增加检索的准确性
E（evaluation，评价内容）	定性研究主要评估无法量化的主观指标，此处称为"评价内容"
R（research type，研究类型）	可纳入定性研究、定量研究、混合研究等

这里以定性研究问题为例，使用 SPIDER 模型进行解构。

问题 1：儿童肥胖症患者对健康生活方式改变的态度和接受度如何？

S：肥胖的儿童和青少年

PI：儿童对于健康饮食和运动的态度，以及他们对于参与减肥干预的意愿和体验

D：使用焦点小组讨论和观察法来探索儿童的观点和行为

E：评价内容包括儿童对健康生活方式改变的接受程度、参与度及自我效能感

R：定性研究

问题 2：儿童慢性病患者对长期医疗护理服务的需求和体验如何？

S：患有慢性病的儿童

PI：慢性病儿童对医疗护理服务的需求，包括情感支持、信息获取和护理质量

D：通过深度访谈法来收集慢性病儿童及其家庭的体验和看法

E：评价内容包括儿童对医疗服务的满意度、对护理流程的看法及对医疗团队的信任度

R：定性研究

问题 3：青少年抑郁症的识别和心理社会干预措施的有效性如何？

S：表现出抑郁症状的青少年个体

PI：青少年抑郁症的识别过程、患者的心理体验及对心理社会干预措施的响应

D：使用半结构式访谈和案例研究方法，深入了解抑郁症青少年的个人经历和治疗过程

E：评价内容包括抑郁症状的改善程度、心理社会功能的恢复及患者对治疗的满意度

R：定性研究，可能结合心理健康评估工具的定量数据

第三节　案例分析

本节以 "Guidelines for the prevention and management of children and adolescents with COVID-19"（《儿童与青少年新冠预防与管理指南》）为例，阐述临床问题收集和遴选的过程。

（1）问题收集过程：首先，指南制订小组对已发表的儿童 COVID-19 管理指南进行了文献回顾，筛选出当前指南中所关注的临床问题；其次，指南制订小组对经验丰富的儿科医生进行了半结构化访谈，以收集新的临床问题；最后，通过指南文献回顾和儿科医生半结构化访谈 2 个过程，该指南最终收集了 17 个初始临床问题。

（2）问题遴选过程：首先，基于上述收集到的 17 个临床问题，指南制订小组将其设置成问卷并组织专家开展德尔菲调查；其次，指南制订小组邀请共识组的专家对上述 17 个临床问题进行投票打分，采用 Likert7 级量表评估每个问题是否应纳入指南；然后，基于专家投票结果及遴选标准（该临床问题具有重要性、存在新的证据、证据存在争议性等）纳入了 11 个临床问题；最后，指南核心专家对上述调查结果进行线上会议讨论，确定该指南纳入 8 个临床问题。但由于"儿童 COVID-19 疫苗接种"相关问题受到医生、公众和政策制定者的极大关注，最终指南组成员均同意增加此临床问题。因此，该指南最终纳入 9 个临床问题。临床问题的收集和遴选过程详见表 4-7，PICO 解构结果见表 4-8。

表 4-7 临床问题形成过程

原始指南中的临床问题	初步选择		德尔菲调查			最终问题
初始问题纳入决定	纳入决定	原因	得分	纳入决定	原因	
儿童 COVID-19 的症状是哪些？谁需要进一步评估？	排除	此临床问题不是这个阶段的优先事项	/	/	/	/
应如何管理接触过 COVID-19 患者的儿童？	排除	此临床问题不是这个阶段的优先事项	/	/	/	/
是否应该使用抗生素治疗 COVID-19 儿童？	排除	此临床问题不是这个阶段的优先事项	/	/	/	/
是否应该使用静脉注射免疫球蛋白（IVIG）治疗严重 COVID-19 患儿？	排除	此临床问题不是这个阶段的优先事项	/	/	/	/
对于严重 COVID-19 儿童什么是适当支持性护理？	排除	此临床问题不是这个阶段的优先事项	/	/	/	/
应如何建议父母获取有关 COVID-19 感染的信息？	排除	此临床问题并不是这个阶段的优先事项	/	/	/	/
计算机体层成像（CT）是否应用于 COVID-19 患儿的诊断和监测？	纳入	此临床问题重要，并且存在关于 CT 诊断价值的新证据	5.4	排除	CT 的诊断价值非常有限，因此没有必要将此问题纳入本指南	/
抗病毒药物，例如利巴韦林、干扰素、瑞德西韦（GS-5734）、洛匹那韦（利托那韦）或奥司他韦是否应用于治疗 COVID-19 儿童？	纳入	此临床问题重要，并且存在关于抗病毒药物的有效性和安全性的新证据	5.0	纳入	此问题可以包括在内，因为有关瑞德西韦是否可以用于 COVID-19 儿童的证据具有争议，而其他药物的使用证据很明确	是否应该使用瑞德西韦治疗感染 COVID-19 的儿童和青少年？
是否应该全身使用糖皮质类固醇治疗重症 COVID-19 儿童？	纳入	此临床问题重要，并且存在关于全身性糖皮质类固醇的有效性和安全性的新证据	6.1	纳入	此临床问题重要，并且新的证据可能会改变之前对此问题的建议，因此它应该被包括在内	是否应该使用全身糖皮质激素治疗患有严重 COVID-19 的儿童和青少年？
患有 COVID-19 的母亲是否应该继续母乳喂养婴儿？	纳入	此临床问题重要，并且存在关于母乳喂养与 COVID-19 传播风险的新证据	5.6	纳入	此临床问题可以被包括在内，因为它仍然是公众关注的一个主要问题	患有 COVID-19 的母亲是否应该继续母乳喂养婴儿？

续表

初始问题纳入决定	初步选择		德尔菲调查			最终问题
	纳入决定	原因	得分	纳入决定	原因	
何时及应使用何种抗体（IgG/IgM/IgA）来检测 COVID-19 感染？	纳入	诊断 COVID-19，抗体检测被认为是 RT-PCR 的替代方法，因为它通常更便宜，更容易实施。因此，明确何时及应该使用何种抗体来检测 COVID-19 感染很重要	5.9	排除	抗体检测的诊断价值非常有限，我们认为没有必要将此问题纳入本指南	/
COVID-19 患儿病情预后不良的危险因素是什么？	纳入	明确 COVID-19 患儿预后不良的危险因素有助于早期识别高危儿童，分级管理和预防疾病进展。因此，有必要探讨病情预后不良的 COVID-19 患儿预后不良的危险因素	6.3	纳入	此临床问题可以包括在内，但"预后不良"的范围太宽，应指定为"死亡或入住 ICU 入院"，将危险因素改为预后因素，扩大定义，以涵盖感染期间同可能发生的决定因素	感染 COVID-19 的儿童和青少年死亡或入住儿科重症监护病房（PICU）的主要预后因素是什么？
新的临床问题 使用布洛芬对 COVID-19 儿童安全吗？	纳入	一些研究发现，布洛芬可能会增强病毒复制过程，恶化 COVID-19 患者的病情，因此，布洛芬的使用存在争议，应提出明确的建议	5.6	纳入	此临床问题可以包括在内，但其应该包括布洛芬和对乙酰氨基酚	是否应该使用退热药（布洛芬或对乙酰氨基酚）治疗感染 COVID-19 的儿童和青少年？
静脉注射免疫球蛋白(IVIG) 是否应应用于治疗儿童多系统炎症综合征（MIS-C）？	纳入	MIS-C 是一种新发现的与 COVID-19 相关的临床综合征，该病患者的病情可能会迅速恶化，大多数 MIS-C 患者接受 IVIG 治疗，但其临床获益程度和具体治疗方案仍缺乏全面综述。因此，迫切需要结合现有的最佳证据，进一步规范 IVIG 在 MIS-C 中的使用	6.1	纳入	此临床问题应该被包括在内，因其是公众关注的一个主要问题	是否应该使用静脉注射免疫球蛋白（IVIG）治疗患有儿童多系统炎症综合征（MIS-C）的儿童和青少年？

续表

初始问题纳入决定		初步选择		德尔菲调查			最终问题
		纳入决定	原因	得分	纳入决定	原因	
新的临床问题	经鼻高流量湿化氧疗（HFNC）是否应用于 COVID-19 患儿的急性低氧性呼吸衰竭？	纳入	HFNC 可以减少对有创通气的需要。然而，有人担心 HFNC 可能会导致感染性颗粒的雾化，并增加医院感染的风险。因此，HFNC 是否应应用于 COVID-19 儿童的急性低氧性呼吸衰竭尚不清楚。因此，迫切需要更新 COVID-19 的证据综合使用 HFNC 的证据和指导	6.0	纳入	此临床问题可以包括在内，但它应该也包括 CPAP 和 BiPAP 方面	是否应将经鼻高流量湿化氧疗（HFNC）或无创通气（NIV）[包括持续气道正压通气（CPAP）和双水平气道正压通气（BiPAP）] 作为治疗住院 COVID-19 儿童青少年急性低氧性呼吸衰竭的初始治疗方式？
	儿童和青少年应该接种 COVID-19 疫苗吗？	纳入	接种 COVID-19 疫苗可能是结束此次大流行的最大希望。为儿童接种疫苗可能有助于减少 COVID-19 在全球范围内的传播。因此评估儿童和青少年是否应该接种 COVID-19 疫苗很重要	6.2	纳入	在临床问题选择阶段（2021 年 1 月），没有来自儿童的直接证据可以用来回答这个问题，也没有针对 16 岁以下儿童的 COVID-19 疫苗。因此，在与小组成员讨论后，我们在这个阶段没有包括这个问题。然而，在制订之后（2021 年 7 月），有建议调查疫苗在儿童试验中的有效性和安全性，所以最终纳入了这个问题	儿童和青少年是否应该接种 COVID-19 疫苗？
	在新型冠状病毒感染大流行期间，儿童和青少年的心理问题应该如何解决？	纳入	自新型冠状病毒感染大流行以来，儿童青少年心理问题成为人们关注的主要问题。因此，有必要为儿童和青少年的心理问题的管理提供适当和可行的建议	5.9	纳入	此临床问题可以纳入，但根据此指南的目标人群，这个问题的目标人群仅限于儿童和青少年感染新型冠状病毒的儿童青少年	应如何管理感染 COVID-19 儿童和青少年的心理健康？

表 4-8　最终临床问题及 PICO 解构结果

序号	临床问题
1	What are the main prognostic factors for death or pediatric intensive care unit（PICU）admission in children and adolescents with COVID-19? 感染 COVID-19 的儿童和青少年死亡或入住儿科重症监护病房（PICU）的主要预后因素是什么？
	P：感染 COVID-19 的儿童和青少年；I：有风险因素；C：无风险因素；O：死亡率、ICU 入院率等
2	Should remdesivir be used to treat children and adolescents with COVID-19? 是否应该使用瑞德西韦治疗感染 COVID-19 的儿童和青少年？
	P：感染 COVID-19 的儿童和青少年；I：瑞德西韦 / 瑞德西韦联合常规治疗；C：安慰剂 / 常规治疗；O：死亡率、ICU 入院率、有创机械通气、补充氧、7 天病毒清除率、症状缓解时间、任何不良事件等
3	Should antipyretics（ibuprofen or paracetamol）be used to treat children and adolescents with COVID-19? 是否应该使用退热药(布洛芬或对乙酰氨基酚)治疗感染 COVID-19 的儿童和青少年？
	P：感染 COVID-19 的儿童和青少年；I：退热药（布洛芬或对乙酰氨基酚）/ 退热药（布洛芬或对乙酰氨基酚）联合常规治疗；C：安慰剂 / 常规治疗；O：死亡率、ICU 入院率、有创机械通气、补充氧、7 天病毒清除率、症状缓解时间、任何不良事件等
4	Should systemic glucocorticoids be used to treat children and adolescents with severe COVID-19? 是否应该使用全身糖皮质激素治疗患有严重 COVID-19 的儿童和青少年？
	P：患有严重 COVID-19 的儿童和青少年；I：全身糖皮质激素 / 全身糖皮质激素联合常规治疗；C：安慰剂 / 常规治疗；O：死亡率、ICU 入院率、有创机械通气、补充氧、7 天病毒清除率、症状缓解时间、任何不良事件等
5	Should intravenous immunoglobulin（IVIG）be used to treat children and adolescents with multisystem inflammatory syndrome in children（MIS-C）? 是否应该使用静脉注射免疫球蛋白（IVIG）治疗患有儿童多系统炎症综合征（MIS-C）的儿童和青少年？
	P：患有儿童多系统炎症综合征的儿童和青少年；I：IVIG/IVIG 联合常规治疗；C：安慰剂 / 常规治疗；O：死亡率、ICU 入院率、有创机械通气、补充氧、7 天病毒清除率、症状缓解时间、任何不良事件等
6	Should high-flow oxygen by nasal cannula（HFNC）or non-invasive ventilation（NIV）including continuous positive airway pressure（CPAP）and bilevel positive airway pressure（BiPAP）be used as the initial modality of therapy，to treat acute hypoxemic respiratory failure in hospitalized children and adolescents with COVID-19? 是否应将经鼻高流量湿化氧疗（HFNC）或无创通气（NIV）[包括持续气道正压通气（CPAP）和双水平气道正压通气（BiPAP）] 作为治疗住院 COVID-19 儿童和青少年急性低氧性呼吸衰竭的初始治疗方式？
	P：患有急性低氧性呼吸衰竭的 COVID-19 住院儿童和青少年；I：HFNC 或无创通气（CPAP 和 BiPAP）/HFNC 或无创通气（CPAP 和 BiPAP）联合常规治疗；C：安慰剂 / 常规治疗；O：死亡率、ICU 入院率、有创机械通气、补充氧、7 天病毒清除率、症状缓解时间、任何不良事件等
7	Should mothers with COVID-19 continue to breastfeed their babies? 患有 COVID-19 的母亲是否应该继续母乳喂养婴儿？
	P：婴儿（母亲感染 COVID-19）；I：母乳喂养；C：母乳替代品 / 混合喂养；O：在母乳喂养后 30 天内疑似、可能或确诊 COVID-19 感染，或接受疑似、可能或确诊 COVID-19 感染的妇女的母乳，通过 RT-PCR 检测母乳中存在 COVID-19 RNA、婴儿不良反应和新生儿死亡率或发病率
8	Should children and adolescents be vaccinated against COVID-19? 儿童和青少年是否应该接种 COVID-19 疫苗？
	P：儿童和青少年；I：COVID-19 疫苗接种；C：安慰剂；O：不良反应、免疫原性、保护作用等
9	How should the mental health of children and adolescents with COVID-19 be managed? 应如何管理感染 COVID-19 儿童和青少年的心理健康？
	P：感染 COVID-19 的儿童和青少年；I：心理健康干预；C：无干预措施；O：心理健康症状（焦虑、抑郁）等

参考文献

[1] 陈耀龙，杨克虎，王小钦，等．中国制订／修订临床诊疗指南的指导原则（2022 版）．中华医学杂志，2022，102（10）：697-703．

[2] 高一城，夏如玉，王雅琪，等．循证临床实践指南中临床问题结构完整性及表述规范性的建议．中国循证医学杂志，2023，23（1）：120-124．

[3] SANABRIA A J，PARDO-HERNANDEZ H，BALLESTEROS M，et al；G-I-N Updating Guidelines Working Group and Collaborators. The UpPriority tool was developed to guide the prioritization of clinical guideline questions for updating. J Clin Epidemiol，2020，126：80-92．

[4] WHO handbook for guideline development，2nd Edition. https://www. who. int/publications/i/item/9789241548960.

[5] 陈耀龙．GRADE 在系统评价和实践指南中的应用．2 版．北京：中国协和医科大学出版社，2021：41-50．

[6] LIU E，SMYTH R L，LI Q，et al. Guidelines for the prevention and management of children and adolescents with COVID-19. Eur J Pediatr，2022，181（12）：4019-4037．

第五章

证据检索与合成

第一节　证据合成前评估

一、概述

证据合成前的评估是指在确定指南的范围并形成临床问题清单后，需评估每一个临床问题是否已有相关系统评价发表。如果没有相关系统评价，则可开始制作系统评价；如有相关系统评价，需综合考虑系统评价质量（AMSTAR工具）、与临床问题的相关性、发表时间（一般 2 年内发表的可考虑不更新）等因素，最终决定直接采用、更新或重新制作系统评价。

二、评估步骤

（一）检索策略制订

1. 检索策略制订步骤

制订系统的文献检索策略（不限于检索系统评价），有以下几个关键步骤：①根据 PICO 模型或者其他相关模型对临床问题进行解构（详见第四章第二节"临床问题的解构"）；②根据解构后确定的每个检索要素（也称为"组面"），扩展每个组面的主题词和自由词。通常，主题词需要从部分数据库提供的主题词表中进行查找，比如 PubMed、Cochrane Library、Embase 数据库，在制订这些数据库的检索策略时，都需要检索对应的主题词。自由词的查询有以下几种途径：相关系统评价的检索策略；中英文词典；谷歌、百度等搜索引擎；学科专业人员咨询；③将所有主题词和自由词进行组配，同一个组面下的主题词和自由词，也就是同义词，用逻辑运算符"OR"组配，不同组面之间用逻辑运算符"AND"组配。此外，可参考已经发表的相关系统评价的检索策略，推荐首选 Cochrane 系统评价作为参考。

在本节中，我们主要介绍系统评价的针对性检索，即在制订检索策略时，根据 PICOS 原则，将研究类型（study design）限定为"系统评价"。表 5-1 列出了 PubMed 数据库提供的系统评价检索策略。

表 5-1　系统评价检索策略（以 PubMed 为例）

检索词	检索策略
系统评价	systematic review[ti] OR systematic literature review[ti] OR systematic scoping review[ti] OR systematic narrative review[ti] OR systematic qualitative review[ti] OR systematic evidence review[ti] OR systematic quantitative review[ti] OR systematic meta-review[ti] OR systematic critical review[ti] OR systematic mixed studies review[ti] OR systematic mapping review[ti] OR systematic cochrane review[ti] OR systematic search and review[ti] OR systematic integrative review[ti] NOT comment[pt] NOT protocol[ti] OR protocols[ti] NOT MEDLINE [subset] OR Cochrane Database Syst Rev[ta] AND review[pt]）OR systematic review[pt] OR Systematic Reviews as Topic [Mesh]

2. 检索策略示例

以发表在 *European Journal of Pediatrics* 上的 "Guidelines for the prevention and management of children and adolescents with COVID-19"（《儿童与青少年新冠预防与管理指南》）中的临床问题"患有 COVID-19 的母亲是否应该继续母乳喂养婴儿？"为例，展示研究对象组面和干预措施组面的检索策略（表 5-2）。

表 5-2　检索策略示例

	COVID-19 组面	母乳喂养组面
主题词	COVID-19 OR SARS-CoV-2	Breast Feeding OR Lactation
自由词	COVID-19 OR SARS-COV-2 OR Novel coronavirus OR Coronavirus disease 19 OR Novel CoV OR 2019 nCoV	breastfe* OR breast-fe* OR breast fe* OR lactation* OR milk OR infant fe* OR baby fe*

（二）数据库检索示例

1. 英文数据库

继续以临床问题"患有 COVID-19 的母亲是否应该继续母乳喂养婴儿？"为例，演示在 Cochrane Library（https://www.cochranelibrary.com/）中检索、导出系统评价的步骤。需注意的是，Cochrane Library 有单独的系统评价库，因此无须在检索时增加"系统评价"组面。

第一步：首页进入高级检索（Advanced search）。

第二步：输入检索策略，选择检索限定字段，编辑逻辑运算符（图 5-1）。

#1	MeSH descriptor: [COVID-19] explode all trees	MeSH ▾	7542
#2	MeSH descriptor: [SARS-CoV-2] explode all trees	MeSH ▾	3126
#3	COVID-19 OR SARS-COV-2 OR Novel coronavirus OR Coronavirus disease 19 OR Novel CoV or 2019 nCoV	Limits	19813
#4	MeSH descriptor: [Breast Feeding] explode all trees	MeSH ▾	2885
#5	MeSH descriptor: [Lactates] in all MeSH products	MeSH ▾	3986
#6	breastfe* OR lactation* OR milk OR infant fe* OR baby fe*	Limits	71768
#7	#1 OR #2 OR #3	Limits	19816
#8	#4 OR #5 OR #6	Limits	75650
#9	#7 AND #8	Limits	521

图 5-1　输入检索策略

第三步：选择其他限定（如发表时间）或直接查看系统评价。

第四步：导出系统评价至文献管理软件，阅读标题和摘要进行筛选。注意，导出功能需要登录账号后使用（图 5-2）。

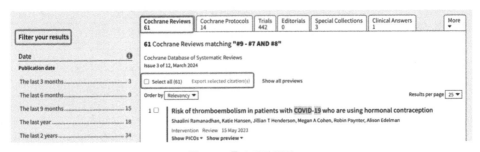

图 5-2　导出系统评价

2. 中文数据库

常用的中文数据库是中国知网（CNKI）、万方数据知识服务平台（WANFANG DATA）和中国生物医学文献服务系统（SinoMed），没有专门针对系统评价的数据库。本章下一节将介绍 SinoMed 检索策略。本节中对系统评价的检索，只需增加限定文献类型的组面。

（三）系统评价质量评价

目前用于评价系统评价方法学质量的工具中，最常用的是 AMSTAR，有2个版本——AMSTAR 和 AMSTAR 2。AMSTAR 由 11 个领域组成，AMSTAR 2保留了原始版本的 10 个领域，对其进行修改和扩展，细化和分开评估随机和非随机研究的偏倚风险，并借鉴了 ROBINS-I 工具，共由 16 个领域组成。表5-3 对比了 AMSTAR 与 AMSTAR 2 的评价条目。

表 5-3　AMSTAR 与 AMSTAR 2 的评价条目比较

	AMSTAR（评价标准：是 / 否 / 不清楚）	AMSTAR 2（评价标准：符合 / 部分符合 / 不符合）
条目	/	系统评价的研究问题和纳入标准是否基于 PICO 构建？
	是否提供了前期设计方案？	制作系统评价前是否制订前期研究方案，若有修订，报告修订的细节？
	/	研究设计的选择依据是否给予解释？
	是否实施广泛全面的文献检索？	是否使用了全面的检索策略？
	发表情况是否已考虑在纳入标准中？如灰色文献	/
	纳入研究的选择和数据提取是否具有可重复性？	研究筛选是否具有可重复性？
		数据提取是否具有可重复性？
	是否提供了纳入和排除的研究文献清单？	是否提供排除研究的清单及排除理由？
	是否描述纳入研究的特征？	是否描述纳入研究的详细基本信息？
	是否评价和报道纳入研究的科学性？	纳入研究的偏倚风险评估方法是否合理？
	/	是否报告系统评价纳入研究的基金资助信息？
	合成纳入研究结果的方法是否恰当？	如果执行 Meta 分析，结果合成的统计学分析方法是否合适？
	/	如果执行 Meta 分析，是否评价单个研究偏倚风险对 Meta 分析结果的影响？
	纳入研究的科学性是否恰当地运用在结论的推导上？	在解释和讨论系统评价的结果时是否考虑了单个研究的偏倚风险？

续表

	AMSTAR（评价标准：是 / 否 / 不清楚）	AMSTAR 2（评价标准：符合 / 部分符合 / 不符合）
条目	/	是否对存在的异质性进行满意的解释和讨论？
	是否评估了发表偏倚的可能性？	如果进行定量合并，是否充分地调查了存在发表偏倚的可能性，并讨论发表偏倚对结果的影响？
	是否说明相关利益冲突？	是否报告潜在的利益冲突来源，包括目前系统评价收到的基金资源？

第二节　证据检索与合成方法

制订指南临床问题系统评价的基本步骤包括：制订并最终确定 PICO 格式的临床问题；系统评价注册；证据检索与筛选；数据提取；偏倚风险评价；数据合成。其中，制订并最终确定 PICO 格式的临床问题详见第四章"临床问题的调研"与"临床问题的解构"。

一、系统评价注册

注册的目的在于确保系统评价过程的透明性。非 Cochrane 系统评价最常使用的注册平台是 PROSPERO。与 Cochrane 系统评价注册相比，PROSPERO有以下几个优点：①研究注册前后的步骤相对简单；②注册研究的范围更为广泛（人类与动物实验）；③研究完成时间更为灵活。

但 PROSPERO 明确提出了几种不接受注册的情况：①没有人类健康相关结局指标的系统评价；②概况性评价；③采用系统文献检索的传统综述；④评估运动表现的系统评价；⑤仅评估报告质量的方法学系统评价；⑥已经在Cochrane 平台上成功注册的系统评价。

二、证据检索与筛选

（一）检索策略制订

检索策略的制订可参考本章第一节。本节以《儿童与青少年新冠预防与管理指南》中的临床问题"应如何管理感染 COVID-19 儿童和青少年的心理健康?"为例,示范检索策略(表 5-4,表 5-5)。

表 5-4　英文检索策略示例(以 PubMed 为例)

	COVID-19 组面	儿童组面	心理健康组面
主题词	"COVID-19" [Mesh] OR "SARS-CoV-2" [Mesh]	"adolescent" [MeSH] OR "Child" [MeSH] OR "pediatrics" [MeSH] OR "infant" [MeSH]	"Mental Health" [MeSH] OR "Mental Disorders" [MeSH] OR "Psychological Distress" [MeSH] OR "Depression" [MeSH] OR "anxiety" [MeSH] OR "loneliness" [MeSH] OR "stress disorders, post traumatic" [MeSH]
自由词	"covid-19" [Title/Abstract] OR "sars-cov-2" [Title/Abstract] OR "sars cov 2" [Title/Abstract] OR "Novel coronavirus" [Title/Abstract] OR "2019-novel coronavirus" [Title/Abstract] OR "coronavirus disease 19" [Title/Abstract] OR "coronavirus disease 19" [Title/Abstract] OR "Coronavirus disease 2019" [Title/Abstract] OR "covid 19" [Title/Abstract] OR "Novel CoV" [Title/Abstract] OR "2019 ncov" [Title/Abstract] OR "2019-CoV" [Title/Abstract] OR "Middle East Respiratory Syndrome" [Title/Abstract] OR "MERS" [Title/Abstract] OR "MERS-CoV" [Title/Abstract] OR "Severe Acute Respiratory Syndrome" [Title/Abstract] OR "SARS" [Title/Abstract] OR "SARS-CoV" [Title/Abstract] OR "SARS-Related" [Title/Abstract] OR "SARS-Associated" [Title/Abstract]	"adolescen*" [Title/Abstract] OR "teen*" [Title/Abstract] OR "youth*" [Title/Abstract] OR "juvenile*" [Title/Abstract] OR "puberty" [Title/Abstract] OR "young*" [Title/Abstract] OR "Child" [Title/Abstract] OR "pediatric*" [Title/Abstract] OR "paediatric*" [Title/Abstract] OR "infant*" [Title/Abstract] OR "neonat*" [Title/Abstract] OR "newborn*" [Title/Abstract] OR "Baby" [Title/Abstract] OR "Babies" [Title/Abstract] OR "trottie*" [Title/Abstract] OR "Kids" [Title/Abstract] OR "toddler*" [Title/Abstract] OR "pre school*" [Title/Abstract] OR "preschool*" [Title/Abstract] OR "kindergarten*" [Title/Abstract] OR "kinder garten*" [Title/Abstract] OR "girl*" [Title/Abstract] OR "boy" [Title/Abstract] OR "student*" [Title/Abstract] OR "junior*" [Title/Abstract] OR "Pubescent" [Title/Abstract]	"mental" [Title/Abstract] OR "psychiatr*" [Title/Abstract] OR "psycholog*" [Title/Abstract] OR "Depression" [Title/Abstract] OR "anxiety" [Title/Abstract] OR "Stress" [Title/Abstract] OR "loneliness" [Title/Abstract] OR "Insomnia" [Title/Abstract] OR "adjustment" [Title/Abstract] OR "posttraumatic stress" [Title/Abstract] OR "PTSD" [Title/Abstract] OR "emotion*" [Title/Abstract]

表 5-5　中文检索策略示例（以 SinoMed 为例）

	COVID-19 组面	儿童组面	心理健康组面
主题词	"新型冠状病毒肺炎"[不加权：扩展]	"婴儿，新生"[不加权：扩展] OR"青少年"[不加权：扩展] OR"儿科学"[不加权：扩展]	"抑郁"[不加权：扩展] AND "情感障碍，精神病性"[不加权：扩展] AND "焦虑"[不加权：扩展] AND "应激障碍，创伤后"[不加权：扩展] AND "睡眠障碍"[不加权：扩展]
自由词	"新型冠状病毒"[常用字段：智能] OR "COVID-19"[常用字段：智能] OR "COVID"[常用字段：智能] AND "19"[常用字段：智能] OR "2019-nCoV"[常用字段：智能] OR "2019"[常用字段：智能] AND "nCoV"[常用字段：智能] OR "2019-CoV"[常用字段：智能] OR "SARS-CoV-2"[常用字段：智能] OR "SARS"[常用字段：智能] AND "COV"[常用字段：智能] AND "2"[常用字段：智能] OR "新冠肺炎"[常用字段：智能]	"儿童"[常用字段：智能] OR "幼儿"[常用字段：智能] OR "婴儿"[常用字段：智能] OR "新生儿"[常用字段：智能] OR "青少年"[常用字段：智能] OR "小儿"[常用字段：智能]	"心理"[常用字段：智能] OR "精神"[常用字段：智能] OR "抑郁"[常用字段：智能] OR "情绪"[常用字段：智能] OR "情感症状"[常用字段：智能] OR "情感障碍"[常用字段：智能] OR "焦虑"[常用字段：智能] OR "压力"[常用字段：智能] OR "孤独"[常用字段：智能] OR "失眠"[常用字段：智能] OR "睡眠障碍"[常用字段：智能] OR "睡眠困难"[常用字段：智能] OR "创伤后应激障碍"[常用字段：智能] OR "PTSD"[常用字段：智能]

（二）英文数据库检索

1. Cochrane Library

同本章第一节。

2. PubMed

PubMed 是由美国国立卫生研究院（NIH）下属的美国国立医学图书馆（NLM）的美国国家生物技术信息中心（NCBI）开发和维护的免费搜索引擎。PubMed 提供医学主题词表（MeSH），因此需要对应检索每个组面的主题词。

第一步：MeSH 主题词检索。点击左上角"NIH"标识；选择 Mesh 标签并输入检索词；选择适合的主题词，发送到检索框并检索；得到结果后点击"Advanced"回到高级检索界面（图 5-3）。

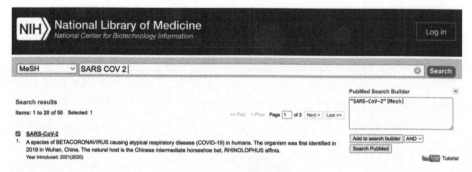

图 5-3 MeSH 主题词检索

第二步：输入自由词，并用逻辑符将主题词和自由词结合。

第三步：将不同组面的检索词结合。在高级检索页面，选择检索字段，输入检索词并发送至检索框；添加其他自由词并以"OR"连接；同一组面检索结果发送至检索历史（Add to History）；同一组面自由词和主题词以"OR"连接。其他组面检索过程重复，最后在检索历史页面，将不同组面用"AND"连接（图 5-4）。

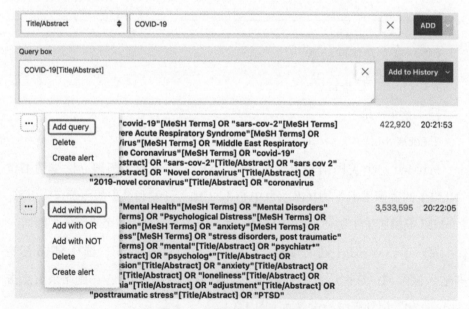

图 5-4 不同组合的检索词结合

3. Embase

Embase 数据库全称为 Excerpta Medica Database，由荷兰爱思唯尔（Elsevier）公司启动并维护，是全球最权威的生物医学、药理学信息数据库。Embase 也提供主题词表，因此检索方法与 PubMed 类似，需要先进行主题词检索。

4. Web of Science

Web of Science 数据库涵盖自然科学、工程技术、生物医学、社会科学、艺术与人文等领域，最早回溯至 1900 年。Web of Science 没有主题词，因此在检索时只进行每个组面自由词的检索。

（三）中文数据库检索

1. 中国知网（CNKI）

1999 年 3 月为全面打通知识生产、传播、扩散与利用各环节信息通道，中国知网启动了中国知识基础设施（CNKI）工程，CNKI 工程中心网站域名命名为 "www.cnki.net"。中国知网不提供主题词检索，可直接进行自由词检索。中国知网高级检索支持使用运算符 *、+、−、' '、""、（）进行同一检索项内多个检索词的组合运算，但检索框内输入的内容不得超过 120 个字符。

2. 万方数据知识服务平台（WANFANG DATA）

万方数据知识服务平台是由万方数据公司开发的，涵盖期刊、会议纪要、学术成果、学术及会议论文的大型网络数据库。万方不支持主题词检索。

3. 中国生物医学文献服务系统（SinoMed）

中国生物医学文献服务系统是由中国医学科学院医学信息研究所于 1994 年研制开发的综合性中文医学文献数据库，收录 1978 年至今国内出版的生物医学学术期刊 2900 余种，以及会议论文的文献记录，文献题录总量 1080 余万篇。SinoMed 的全部题录均根据美国国立医学图书馆的《医学主题词表（MeSH）》中译本，以及中国中医研究院图书情报研究所出版的《中医药学主题词表》进行了主题标引。检索步骤与 PubMed 类似，需要进行主题词和自由词检索，再进行组配。

（四）补充检索

1. 灰色文献

灰色文献用于描述没有以书或期刊的形式正式发表的文献，包括会议记录、学位论文、政府或私营部门的研究、正在进行或未发表的临床试验。

Open Gray 是较为常用的欧洲灰色文献信息系统，录入了 70 万篇来源于欧洲国家的灰色文献。可以通过输入关键词检索。

2. 预印平台

未经同行评审（Peer review）发布的论文被称为预印本（Preprint）（也称预发布或者直译为预印），并且可以作为正式文献进行引用。预发布可以避免过长的审稿周期带来的延迟。常用的数据库有：BioRxiv、medRxiv 等。

3. 临床试验注册平台

为了对医疗保健干预措施进行定量的系统评价，需要在临床试验注册中心搜索正在进行的和未发表的试验，以筛查是否有更新数据或者漏检的研究，从而限制发表偏倚。常用于检索的临床试验注册平台包括国际临床试验注册平台（ICTRP）、中国临床试验注册中心（ChiCTR）、美国临床试验注册库（ClinicalTrials）等。其中 ChiCTR 是 ICTRP 的一级注册机构，接受在中国和全世界实施的临床试验注册，其注册试验信息会提交给 ICTRP 供全球共享。

4. 其他检索途径

（1）谷歌学术

可以查找包括期刊论文、学位论文、书籍、预印本、摘要、科技报告、专利等众多学术文献。谷歌学术不仅重点提供众多学科文献的检索，还通过其强大的知识链接功能提供了文章的引用次数及相应的引用链接。

（2）手工搜索

逐页手动检查出版的期刊或会议论文集，以识别所有符合标准的研究报告，包括可能没有在其他地方进行充分索引的个人报告或研究摘要。

（3）参考文献追溯

可以通过检查其他符合条件的参考文献列表来确定进一步的研究。任何先前文献综述的参考文献对于进一步的潜在相关研究都可能提供帮助。

三、文献筛选

文献筛选工具主要有 EndNote、Mendeley、NoteExpress、医学文献王、NoteFirst、Rayyan。其中 EndNote 是目前国内外使用最广泛的文献管理软件，界面简单，搜索方便，集在线搜索和有效管理参考书目于一体。

文献筛选过程一般至少需要 2 名研究者，依据文献纳入排除标准，采用背对背的形式进行筛选。首先在文献管理工具中阅读标题和摘要进行初筛，其次通过阅读全文复筛。筛选结果中若有争议之处，再邀请第三人介入讨论。

四、数据提取

（一）定量数据提取

定量数据提取主要包括以下 3 个方面。①基本特征：作者、年份、地域、文献来源等。提取基本特征的目的是寻找各研究出现异质性的原因。②研究特征：研究设计（随机对照试验、队列等）、研究对象（样本量、年龄、性别、疾病分型，以及是否有基础病、重症/轻症等）、有无对照组等。这部分数据可用于寻找各研究出现异质性的原因、进行敏感性分析。③研究结果：二分类数据（试验组发生数、总数；对照组发生数、总数）、连续性数据（试验组均数、标准差、总数；对照组均数、标准差、总数）、有序数据、单样本率、时间－事件数据等。这部分数据用于结局效应的合并。

（二）定性数据提取

定量研究中各项指标可以量化，数据的提取是一个相对的线性过程，可以通过某种模板对需要的数据进行提取。定性研究的证据多是用文字描述个人的行为或者经验，提取定性资料有不同方式，可提取所有合格的信息以避免遗漏原始研究中的重要信息，也可有针对性地提取特殊形式的证据。以主题分析法为例，需要根据研究目的，提取出内容完好、解释明确的研究结果，便于研究者将每个独立的研究结果进行初步的归纳，整理形成不同的主题类别。

五、偏倚风险评价

即原始研究方法学质量评价，常用评价工具见表 5-6。

表 5-6 原始研究偏倚风险评价工具

研究类型	评价工具
随机对照试验	Revised Cochrane risk of bias tool for randomized trials（RoB 2.0）
非随机对照试验	Risk Of Bias In Non-randomized Studies-of Interventions（ROBINS-I）
队列研究	Newcastle-Ottawa Scale（NOS）
病例对照试验	NOS
病例系列	JBI critical appraisal tool for case series studies
病例报告	JBI critical appraisal tool for case reports
诊断试验	A Revised Tool for the Quality Assessment on Diagnostic Accuracy Studies（QUADAS-2）
预后研究	Quality In Prognosis Studies（QUIPS）tool

六、数据合成

（一）定量数据合成

1. 定性分析

定性分析是采用描述方法，将纳入的每个临床研究特征按研究对象、干预措施或暴露因素、研究结果、偏倚风险和设计方法等进行总结并列成表格，以便浏览纳入研究的情况、研究方法的严谨性和不同研究间的差异，计划定量合成和结果解释。定性分析是定量分析前必不可少的步骤。

2. 定量分析

定量分析包括 Meta 分析、异质性检验和敏感性分析。

（1）Meta 分析

首先，根据不同类型的数据选择合并统计量。①二分类变量或等级变量：纳入研究为随机对照试验的 Meta 分析推荐首选相对危险度（RR）；纳入队列研究时，推荐选用 RR；纳入研究为病例对照研究时，只能选择比值比（OR）；当干预（暴露）组和对照组的事件发生率均非常低时，可以采用 OR 估计 RR；当纳入研究的各随机对照试验人群的基线风险具有较好的一致性时，可以选择危险度差值（RD）为合并统计量；当所关注结局事件在试验组或对照组人群中全部发生或全未发生的时候，OR（或 RR）不能计算，或者为 0，此时也可以考虑采用 RD 为合并统计量。Meta 分析中没有可应用于所有情形的最佳合并统计量。②连续性变量：当对同一干预措施效应的测量方法或单位完全相同时，宜选择加权均数差（WMD）；当对同一干预措施效应采用不同的测量方法或单位，或不同研究间均数差异过大时，宜选择标准化均数差（SMD）。

其次，选择合适的统计模型。常用的两种统计模型为固定效应模型和随机效应模型。Meta 分析中如何选择统计模型，一直存有争议。许多研究者通过异质性来判断选择模型，$P < 0.05$ 或 $I^2 > 50\%$ 时选择随机效应模型，反之选择固定效应模型。但《Cochrane 干预措施系统评价手册（4.2.6 版本）》中强调：不应该根据异质性统计检验做出使用固定效应模型或随机效应模型的选择。目前有研究者提出，应从统计模型假说、Meta 分析目的、纳入 Meta 分析的研究数量和样本量、研究间异质性、抽样框架等不同方面综合考虑来选择合适的统计模型，并认为从基于随机效应模型的假说和抽样框架更符合实际，统计推断目的对研究者而言更有吸引力，从数学角度而言共同效应模型和固定效应模型是随机效应模型的特例等方面来考虑，除了使用随机效应模型不可能（如只有一个研究）、不合理（异质性参数估计不可靠）等情况外，在 Meta 分析时应首先选用随机效应模型。

（2）异质性检验

按统计学原理，只有同质的资料才能进行多个研究的统计量合并，若研究间差异过大则不能进行合并，因此在 Meta 分析中必须进行异质性检验。异质性检验是指对不同原始研究间结果的变异程度进行检验，主要包含 3 种：①临床异质性：不同研究中研究对象、干预措施或暴露因素、结果测量等存在差异；②方法学异质性：试验设计和质量在不同研究中存在差异；③统计学异质性：不同研究中效应指标存在差异，是临床异质性和方法学异质性导致的结果。其中临床异质性较大时，不能进行 Meta 分析，只能进行描述性分析。

确定异质性的程度和显著性的方法有：①做森林图观察各研究结果的效应值和可信区间是否有重叠，若可信区间差异太大，则放弃合成分析或分析异质性原因后再考虑是否合成；②对发现的异质性统计学显著性进行卡方检验；③计算 I^2 定量估计异质性大小，I^2 越大、异质性越大。这个指标描述了由研究间变异占总变异的百分比，《Cochrane 干预措施系统评价手册（4.2.6 版本）》中解释 I^2 统计量：0 ～ 40%，研究间变异可能不重要；30% ～ 60%，可能存在中等异质性；50% ～ 90%，可能存在较大异质性；75% ～ 100%，可能存在极大的异质性。

（3）敏感性分析

通过改变某些影响结果的重要因素和效应量的选择等，以观察异质性和合成结果是否发生变化，从而判断结果的稳定性及其程度。

（二）定性数据合成

和数据提取一样，定性数据的合成也因不同的研究目的、研究方法而异，没有标准化的模式。以主题分析法为例，研究者首先对原始研究结果进行"逐行编译"。编译过程中要把握原始结果中作者描述的关键词，根据这些重要的或反复出现的关键词汇，将结果初步归类，进行编译、转化和分析。其次，对研究结果进行阐释和提炼，形成描述性主题。第三，研究者以经验知识和理论作为依据，对已形成的描述性主题再次进行归纳整理，发展成分析性主题。最后，研究者需认识各个主题的含义及产生过程，合理地将相关主题归纳到一起，确立第三级主题。从描述性主题到分析性主题，再到第三级主题，此为"三级诠释"，是主题综合法的核心思想。

第三节　证据合成示例

本部分将以"Guidelines for the prevention and management of children and adolescents with COVID-19"（《儿童与青少年新冠预防与管理指南》）的临床问题"是否应该使用全身糖皮质激素治疗患有重症 COVID-19 的儿童和青少年？"为例，展示该临床问题的证据合成过程。该临床问题未能检索到可直接采用的系统评价证据，因此需要制作新的系统评价以支撑推荐意见。

一、纳入排除标准

通常按照 PICO 模型来设置。

纳入标准包括以下 4 点。①研究对象：所有符合 COVID-19、SARS、MERS 诊断的人群，不限制具体的诊断标准（因当时儿童新型冠状病毒感染研究数量较少，可能需要纳入成人的间接证据，故未限定年龄）；②干预措施：纳入糖皮质激素对比安慰剂的随机对照试验和队列研究，或者糖皮质激素联合对症支持治疗对比仅对症支持治疗的研究；③结局指标：主要结局指标为死亡率（Mortality），次要结局指标包括肺部炎症吸收时间（lung inflammation absorption time)、住院时间(hospital length of stay)、发热持续时间(duration of fever)及其他不良反应发生(感染、低钾血症、股骨头坏死等);④研究类型:随机对照试验或队列研究。

排除标准:排除会议摘要、非中英文文献和由于特殊原因无法获取数据或全文的文献。

二、文献检索

检索 Cochrane Library、MEDLINE(via PubMed)、Embase、Web of Science、SinoMed、CNKI 和 WANFANG DATA。检索词为:COVID-19、2019-CoV、Novel coronavirus、2019-nCoV、Middle East Respiratory Syndrome Coronavirus、MERS、MERS-CoV、Severe Acute Respiratory Syndrome、SARS、SARS-CoV 等。数据库检索时间从 2003 年 1 月 1 日至 2020 年 2 月 29 日。研究者还补充检索了世界卫生组织临床试验注册平台(http://www.who.int/ictrp/en/),美国国立卫生研究院的试验注册平台(https://clinicaltrials.gov/)和谷歌学术,并对相关纳入文献的参考文献进行追踪。

三、文献筛选和数据提取

将数据库检索出来的文献导入到 Endnote 文献管理软件中,由两名研究员独立进行两个阶段的文献筛选。第一阶段根据预先设定的纳入排除标准阅读标题和摘要,初步排除明显不相关的文献,第二阶段下载文献全文,通过全文阅读确定最终纳入的文献。文献筛选过程存在分歧,将通过讨论或咨询第三方解决。

两名研究员独立进行以下数据提取。①基本信息:第一作者姓名,发表年份,研究类型等;②研究对象人口学特征:疾病类型,疾病严重程度,年龄,性别构成比等;③干预和对照组的详细信息:激素的类型,激素的剂量,激素的疗程等;④结局指标:基于纳入标准中的结局指标,对于二分类变量,提取试验组或对照组的发生事件数和总人数；对于连续性数据，提取试验组和对照组的平均值、标准差（SD）和每组的总人数。

四、偏倚风险评价

对于纳入的随机对照试验，使用 Cochrane 偏倚风险工具评估；对于纳入的队列研究，使用 NOS（Newcastle-Ottawa Scale）量表。

五、数据合成方法

采用 STATA 14（Stata Corp LLC）软件进行 Meta 分析，计数资料采用相对危险度（RR）为效应指标，计量资料采用加权均数差（WMD）为效应指标，各效应量均给出其点估计值和 95% CI。根据《Cochrane 干预措施系统评价手册（4.2.6 版本）》中的缺失数据处理方式进行数据填补。考虑到纳入研究在临床和方法学中的异质性，我们将采用随机效应模型进行数据综合，统计显著性为 $P < 0.05$（双侧）。异质性将通过 I^2 值来检验。当 $I^2 > 50\%$ 时，汇总的研究具有异质性，将通过亚组分析或敏感性分析来探究异质性的来源。亚组分析将根据疾病危重程度（轻症、重症）、人群（儿童、成人）进行。采用 Egger 检验对纳入研究的发表偏倚进行检测。

六、数据合成结果

本部分仅展示 SARS 患者死亡率的结果。

9 篇队列研究关注了 SARS 和 MERS 人群的死亡率，共计 10 474 例患者。其中 8 篇为 SARS 人群，SARS 患者中，随机效应 Meta 分析结果显示：使用激素相对于未使用激素而言，不能降低患者死亡率（RR=1.52，95%CI：0.89 ～ 2.60，I^2=84.6%），差异无统计学意义（图 5-5）；亚组分析显示，激素的使用既不会降低 SARS 重症患者的死亡风险（RR=1.33，95%CI：0.54 ～ 3.30，I^2=67.4%），亦不会降低成人患者的死亡风险（RR=1.08，95%CI：

0.66 ～ 1.76，I^2=68.7%），但会增加 SARS 轻症患者的死亡风险（RR=3.61，95%CI：1.88 ～ 6.92）（图 5-6，图 5-7）。

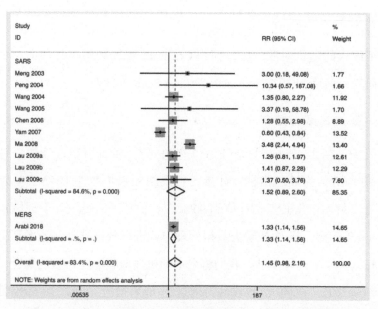

图 5-5　死亡率（所有患者）：糖皮质激素 *vs.* **不使用糖皮质激素**

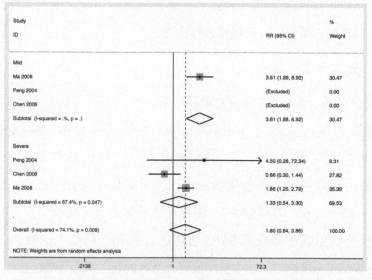

图 5-6　死亡率（轻度或重度患者）：糖皮质激素 *vs.* **不使用糖皮质激素**

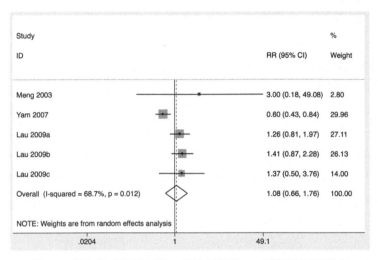

图 5-7 死亡率（成人患者）：糖皮质激素 *vs.* 不使用糖皮质激素

参考文献

[1] WHO handbook for guideline development，2nd Edition. https://www. who. int/ publications/i/item/9789241548960.

[2] HIGGINS J P T，THOMAS J，CHANDLER J，et al. . Cochrane handbook for systematic reviews of interventions version 6. 3（updated February 2022）. Cochrane，2022. Available from：www. training. cochrane. org/handbook.

[3] 靳英辉，王丹琦，李艳，等 . 临床实践指南制定方法——国内外临床实践指南制定手册概要 . 中国循证心血管医学杂志，2018，10（1）：1-10.

[4] 翁鸿，王颖，李柄辉，等 . 系统评价与 Meta 分析的类型及制作步骤 . 同济大学学报（医学版），2019，40（2）：248-253.

[5] 曾宪涛，冷卫东，郭毅，等 . Meta 分析系列之一：Meta 分析的类型 . 中国循证心血管医学杂志，2012，4（1）：3-5.

[6] 王云云，申泉，田国祥，等 . 定性研究在临床实践指南制订过程中的应用方法解析 . 中国循证心血管医学杂志，2021，13（10）：1156-1161.

[7] 张静怡，张雅婷，盖琼艳，等 . 定性资料的系统评价方法学汇总 . 中国循证心血管医学杂志，2017，9（5）：523-527.

[8] 黄崇斐，拜争刚，吴淑婷，等 . 定性系统评价的撰写方法介绍 . 中国循证医学杂志，2015，15（9）：1106-1111.

[9] 杨智荣，孙凤，詹思延 . 偏倚风险评估系列：（一）概述 . 中华流行病学杂志，2017，38（7）：983-987.

[10] 周英凤，顾莺，胡雁，等 . JBI 循证卫生保健中心关于不同类型研究的质量评价工具——病例报告及病例系列的质量评价 . 护士进修杂志，2018，33（4）：310-312.

[11] MUNN Z, BARKER T H, MOOLA S, et al. Methodological quality of case series studies：an introduction to the JBI critical appraisal tool. JBI Evid Synth，2020，18（10）：2127-2133.

[12] 文进，李幼平 . Meta 分析中效应尺度指标的选择 . 中国循证医学杂志，2007（8）：606-613.

[13] 刘海宁，吴昊，姚灿，等 . Meta 分析中连续性数据的深度提取方法 . 中国循证医学杂志，2017，17（1）：117-121.

[14] 张天嵩 . 经典 Meta 分析统计模型的合理选择 . 中国循证医学杂志，2020，20（12）：1477-1481.

[15] LIU E, SMYTH R L, LUO Z, et al. Rapid advice guidelines for management of children with COVID-19. Ann Transl Med，2020，8（10）：617.

[16] LIU E, SMYTH R L, LI Q, et al. Guidelines for the prevention and management of children and adolescents with COVID-19. Eur J Pediatr，2022，181（12）：4019-4037.

第六章

证据质量评价与分级

第一节　证据质量评价与分级概述

证据质量评价与分级是循证医学的核心之一，其演进和应用直接关系到临床指南的制订和医疗决策的质量。从最初依赖试验设计简单分类的方法 [如随机对照试验（RCT）作为高质量证据的观点] 到引入精确性和一致性等更多维度考量的复杂系统，证据质量与推荐强度的评估方法得到了长足的发展。早期阶段的证据分级方法虽然简洁明了，但因过度简化而存在局限性，这一时期的代表性方法包括加拿大定期健康体检工作组（CTFPHE）和美国纽约州立大学下州医学中心提出的"证据金字塔"模型。然而，这些方法的分级依据相对简单，主要适用于预防和治疗领域，可能导致结果存在偏倚，客观性不足。随着循证医学的深入发展，英国牛津大学循证医学中心（OCEBM）提出了更为复杂的分级标准，引入了针对不同医学领域的分类系统。尽管 OCEBM 标准凭借其广泛应用和针对性强成为循证医学教学和临床实践中的经典方法，但其分级体系较为复杂（共计 10 个等级），且直接将证据质量与推荐强度对应，未充分考虑证据的间接性、发表偏倚及观察性研究升级等因素，因而在实际应用中仍然面临挑战。

推荐分级的评估、制订与评价（Grading of Recommendations Assessment,

Development and Evaluation，GRADE）分级系统的开发是证据质量与推荐强度分级方法的一个里程碑式发展，其通过综合考虑证据质量、患者偏好、资源利用等因素，提供了一个透明、科学且具有广泛适用性的框架，成为国际上广泛认可和采纳的标准。GRADE 方法为医学领域提供了明确的证据质量和推荐强度的定义框架。证据质量反映了对研究结果真实性的信心程度，而推荐强度则基于对遵循特定推荐所带来的益处与风险的综合判断。根据 GRADE 方法，证据质量被分为 4 个层次：高、中、低和极低。同时，推荐强度被简化为强和弱 2 个级别，以便更直观地指导临床实践决策（表 6-1）。这一方法旨在促进医疗决策的透明度和一致性，确保医疗干预措施能够在最大程度上实现患者利益最大化和资源合理利用。

表 6-1　GRADE 系统的证据质量与推荐强度分级

分级		具体描述
证据质量分级	高（A）	非常确信观察值接近真实效应值
	中（B）	对观察值有中等程度的信心：观察值有可能接近真实值，但仍存在两者大不相同的可能性
	低（C）	对观察值的确信程度把握有限：观察值可能与真实值有很大差别
	极低（D）	对观察值几乎没有把握：观察值与真实值可能有极大差别
推荐强度分级	强（1）	明确显示干预措施利大于弊或弊大于利
	弱（2）	利弊不确定或无论质量高低的证据均显示利弊相当

和此前的分级系统一样，GRADE 方法对证据质量的判断始于研究设计。一般情况下，没有严重缺陷的随机对照试验的证据起始质量为高（即 A 级），但有 5 个因素可降低其质量。没有突出优势的观察性研究的证据起始质量为低（即 C 级），但有 3 个因素可升高其质量（表 6-2，表 6-3）。

表 6-2　可能降低随机对照试验证据质量的因素及其解释

因素	解释
偏倚风险	未正确随机分组；未进行分配方案的隐藏；未实施盲法（特别是当结局指标为主观性指标，其评估易受主观影响时）；研究对象失访过多，未进行意向性分析；选择性报告结果（尤其是仅报告观察到的阳性结果）；发现有疗效后研究提前终止
不一致性	若不同研究间存在大相径庭的结果，又没有合理的解释原因，可能意味着其疗效在不同情况下确实存在差异。差异可能源于人群（如药物在重症患者中的疗效可能更显著）、干预措施（如较高药物剂量的效果更显著）或结局指标（如随时间推移疗效减小）的不同。当结果存在不一致性而研究者未能意识到并给出合理解释时，需降低证据质量
间接性	可分两类：一是比较两种干预措施的疗效时，没有单独比较两者的随机对照试验，但可能存在每种干预措施与安慰剂比较的多个随机对照试验，这些试验可用于进行两者之间疗效的间接比较，但提供的证据质量比单独比较两者的随机对照试验要低。二是研究中所报告的人群、干预措施、对照措施、预期结局等与实际应用时存在重要差异
不精确性	当研究纳入的患者和观察事件相对较少而导致可信区间较宽时，需降低其证据质量
发表偏倚	如果很多研究（通常是样本量小的、阴性结果的研究）未能公开，未纳入这些研究时，证据质量亦会减弱。极端的情况是当公开的证据仅局限于少数试验，而这些试验全部是企业赞助的，此时发表偏倚存在的可能性很大

降级标准：以上 5 个因素中任意 1 个因素，可根据其存在问题的严重程度，将证据质量降 1 级（严重）或 2 级（非常严重）。证据质量最多可被降级为极低，但注意不应该重复降级，譬如，如果分析发现不一致性是由于存在偏倚风险（如缺乏盲法或分配隐藏）所导致时，则在不一致性这一因素上不再因此而降级

表 6-3　可能提高观察性研究证据质量的因素及其解释

因素	解释
效应值很大	当方法学严谨的观察性研究显示疗效显著或非常显著且结果高度一致时，可提高其证据质量
有剂量 – 效应关系	当干预的剂量和产生的效应大小之间有明显关联时，即存在剂量 – 效应关系时，可提高其证据质量
负偏倚	当影响观察性研究的偏倚不是夸大，而可能是低估效果时，可提高其证据质量

升级标准：以上 3 个因素中任意 1 个因素，可根据其大小或强度，将证据质量升 1 级（如相对危险度大于 2）或 2 级（如相对危险度大于 5）。证据质量可升级到高质量（A 级）

但儿童与成人在生理、心理及疾病谱等方面存在显著差异，这导致成人研究所获的证据往往不能直接外推于儿童。同时，由于伦理考量及资源限制，儿科领域的高质量研究证据相对匮乏。这些特点凸显了规范的证据质量评价方法在制订儿童指南时的重要价值。GRADE 作为一种综合考虑证据质量、利弊权衡、患者价值观和资源利用的证据分级系统，为儿科指南的制订提供了系统化的方法论。在应用 GRADE 评价儿科证据时，需要特别关注儿童人群的特定因素，如药物依从性、安全性监测及远期预后评估等，这些因素可能影响证据的间接性判断及推荐意见的形成。

第二节　证据质量评价与分级系统使用现状

证据质量评价与分级是临床实践指南制订的关键环节，直接影响指南推荐意见的可信度和强度。一项对 2010—2020 年中国临床实践指南制订现状的分析显示，在 1127 部纳入分析的指南中，指南所使用的证据 / 推荐意见的分级标准、证据等级及呈现形式不统一，分级标准多达 27 种，多源于北美和欧洲的学会或协会，表 6-4 列出了使用频率排名前 10 的分级标准。其中，仅 285 部（25.3%）指南明确指出了所使用的证据分级标准名称，115 部（10.2%）采用了 GRADE 证据质量和推荐强度分级系统。而仅有 330 部（29.3%）指南标注了证据等级，349 部（31.0%）标注了推荐强度，300 部（26.6%）同时标注了证据等级和推荐强度。这表明指南制订中存在标准不统一、缺乏明确标注等问题。这种多样性虽然体现了不同组织的特色，但也给临床医生理解和应用指南带来了挑战。因此，推广国际通用标准，如 GRADE，对于规范指南制订、提升指南质量具有重要意义。

表 6-4　2010—2020 年指南使用频率排名前 10 的证据质量与推荐强度分级标准

标准名	证据级别	推荐强度	数量（占比）
GRADE①	高、中、低、极低	强、弱	115（10.2%）
AHA②、ACC③、ASA④、ESC⑤	A、B、C	Ⅰ、Ⅱa、Ⅱb、Ⅲ	26（2.3%）
汪受传中医文献依据分级标准、2001 年国际感染论坛（ISF）提出的德尔菲分级标准	Ⅰ、Ⅱ、Ⅲ、Ⅳ、Ⅴ	A、B、C、D、E	20（1.8%）
OCEBM⑥（2011）	1a、1b、1c、2a、2b、2c、3a、3b、4、5	A、B、C、D	16（1.4%）
中华医学会神经病学分会脑血管病学组共识	A、B、C、D	Ⅰ、Ⅱ、Ⅲ、Ⅳ	10（0.9%）
刘建平基于证据体的临床研究证据分级、GRADE（2004 年）	Ⅰa、Ⅰb、Ⅱa、Ⅱb、Ⅲa、Ⅲb、Ⅳ、Ⅴ	推荐使用、有选择性的推荐、建议不要使用、禁止使用	10（0.9%）
RCOG⑦、ISUOG⑧	1+、2++、2+、2−、3	A、B、C、D	8（0.7%）
2001 年国际感染论坛（ISF）提出的德尔菲分级标准	Ⅰ、Ⅱ、Ⅲ、Ⅳ、Ⅴ	A、B、C、D、E	8（0.7%）
NASS⑨	1、2、3、4、5	A、B、C、Ⅰ	4（0.4%）
AASLD⑩	A、B、C	Ⅰ、Ⅱa、Ⅱb、Ⅲ	3（0.3%）

注：① GRADE，推荐分级的评估、制订与评价；② AHA，美国心脏协会；③ ACC，美国心脏病学会；④ ASA，美国卒中协会；⑤ ESC，欧洲心脏病协会；⑥ OCEBM，英国牛津大学循证医学中心；⑦ RCOG，英国皇家妇产科医师学院；⑧ ISUOG，国际妇产科超声学会；⑨ NASS，北美脊柱学会；⑩ AASLD，美国肝病研究学会。

在儿科领域，一项针对南非、尼日利亚和马拉维三国新生儿和儿童健康临床实践指南的研究显示，在纳入分析的 40 部指南中，仅有 7 部（18%）描述了评估证据质量的系统方法，其中一部来自南非的指南报告使用了 GRADE 方法评估证据质量。而在中国，儿科临床实践指南制订中证据质量和等级的应用尚缺乏系统研究。当前，儿科指南质量参差不齐，高质量证据匮乏，推荐意见不一致，可能导致临床实践的差异，影响医疗质量。因此，为提升儿科临床实践指南的权威性和实用性，未来研究需更加重视证据质量和等级评估，为现有和新兴诊断、治疗策略提供更坚实可靠的循证支持。

第三节　案例分析

本部分将以 2022 年发表在 *European Journal of Pediatrics* 上的 "Guidelines for the prevention and management of children and adolescents with COVID-19"（《儿童与青少年新冠预防与管理指南》）为例，解析指南制订过程中证据质量和分级的应用。因其为 2020 年发表的 "Rapid advice guidelines for management of children with COVID-19"（《国际儿童新型冠状病毒疾病管理快速建议指南》）的更新版，以下简称《更新版儿童新冠指南》。

《更新版儿童新冠指南》共包含 9 条推荐意见，内容涵盖了诊断、治疗和疫苗接种等方面。使用 GRADE 分级系统对推荐意见进行分级，其中仅 1 条推荐意见为强推荐，7 条推荐意见为条件推荐（即弱推荐），1 条推荐意见为良好实践声明（GPS）；1 条推荐意见的支持证据质量为中等（B 级），3 条推荐意见的支持证据质量为低（C 级），4 条推荐意见的支持证据质量为极低（D 级）。具体推荐意见见表 6-5。

表 6-5　《儿童与青少年新冠预防与管理指南》推荐意见总结表

序号	临床问题	推荐意见	推荐强度	证据质量
1	感染 COVID-19 的儿童和青少年死亡或入住儿科重症监护病房（PICU）的主要预后因素是什么？	建议儿科医生和其他指南使用者应及早识别儿童和青少年 COVID-19 患者的死亡或入住 PICU 的预后因素。死亡的主要预后因素包括多系统炎症综合征并发症和急性肾损伤；入住 PICU 的预后因素包括急性肾损伤、急性呼吸窘迫综合征、多系统炎症综合征并发症、慢性肺部疾病和先天性心脏病	条件推荐	极低
2	是否应该使用瑞德西韦治疗感染 COVID-19 的儿童和青少年？	建议对儿童和青少年 COVID-19 患者采用标准治疗，不使用瑞德西韦	条件推荐	极低
3	是否应该使用退热药（布洛芬或对乙酰氨基酚）治疗感染 COVID-19 的儿童和青少年？	建议使用退热药（布洛芬或对乙酰氨基酚）来缓解儿童和青少年 COVID-19 患者的发热和疼痛症状	条件推荐	极低

续表

序号	临床问题	推荐意见	推荐强度	证据质量
4	是否应该使用全身糖皮质激素治疗患有严重 COVID-19 的儿童和青少年？	建议对患有重症 COVID-19 的儿童和青少年使用低剂量、短程的地塞米松疗法	条件推荐	低
5.1		建议对患有多系统炎症综合征的儿童和青少年使用静脉注射免疫球蛋白	条件推荐	极低
5.2	是否应该使用静脉注射免疫球蛋白（IVIG）治疗患有儿童多系统炎症综合征（MIS-C）的儿童和青少年？	建议对临床表现严重（急性左心室功能障碍、需立即入住 PICU 或需要血流动力学支持）的多系统炎症综合征儿童和青少年患者使用糖皮质激素联合静脉注射免疫球蛋白治疗	条件推荐	极低
6	是否应将经鼻高流量湿化氧疗（HFNC）或无创通气（NIV）[包括持续气道正压通气（CPAP）和双水平气道正压通气（BiPAP）]作为治疗住院 COVID-19 儿童和青少年急性低氧性呼吸衰竭的初始治疗方式？	建议对有急性低氧性呼吸衰竭的住院治疗的 COVID-19 儿童和青少年患者采用经鼻高流量湿化氧疗或无创通气（CPAP 或 BiPAP）作为初始疗法	条件推荐	低
7	患有 COVID-19 的母亲是否应该继续母乳喂养婴儿？	感染 COVID-19 的母亲如果自身健康允许，推荐在采取适当预防措施的同时继续母乳喂养	强推荐	低
8	儿童和青少年是否应该接种 COVID-19 疫苗？	建议在当地卫生部门批准并提供 COVID-19 疫苗的情况下，为 3～17 岁儿童和青少年接种 COVID-19 疫苗，同时密切监测接种后的潜在不良反应	条件推荐	中等
9	应如何管理感染 COVID-19 儿童和青少年的心理健康？	建议儿科医生、父母和看护人员探查儿童和青少年 COVID-19 患者可能存在的心理健康问题，并在当地环境条件允许的范围内为他们提供最佳支持	良好实践声明	

本部分拟选择 3 条有代表性的推荐意见进行解读。

1. 推荐意见 3

"建议使用退热药（布洛芬或对乙酰氨基酚）来缓解儿童和青少年 COVID-19 患者的发热和疼痛症状（条件推荐，证据质量极低）"。

（1）解释说明

布洛芬和对乙酰氨基酚是儿童常用的退热药物，大量证据表明二者在降低发热或缓解疼痛方面疗效显著。然而，有学者担忧使用非甾体抗炎药（NSAID）可能加重 COVID-19 症状。体外实验显示，COVID-19 病毒可通过与血管紧张素转换酶 2（ACE2）结合而侵入人体细胞，而布洛芬可在一定程度上增加 ACE2 的生物利用度，从而促进病毒复制过程。因此，布洛芬可能加剧疾病进程。然而，本研究所获证据表明，该药物对成人 COVID-19 患者是安全的。尽管上述结果对于儿童 COVID-19 患者来说是间接性证据，专家组经考量后认为布洛芬对于儿童 COVID-19 患者的使用相对安全。基于此，专家组建议在必要时可使用布洛芬。其他指南中关于布洛芬的推荐意见亦与本推荐意见一致。

（2）证据

系统评价纳入了 40 项研究（37 项回顾性队列研究和 3 项前瞻性队列研究），涵盖 4 881 423 名成人 COVID-19 患者，数据收集时间跨度为 2020 年 1 月至 2021 年 11 月。在 COVID-19 大流行期间，NSAID 的使用可能降低死亡率 [OR=0.89，95%CI：0.72 ～ 1.11；与未使用 NSAID 者相比，校正 OR（aOR）为 0.71，95%CI：0.58 ～ 0.87]。NSAID 的使用与 COVID-19 感染（OR=0.96，95%CI：0.86 ～ 1.07；aOR=1.01，95%CI：0.94 ～ 1.09）、ICU 入院（OR=1.28，95%CI：0.94 ～ 1.75；aOR=0.89，95%CI：0.65 ～ 1.22）、需要机械通气（OR=1.11，95%CI：0.79 ～ 1.54；aOR=0.80，95%CI：0.52 ～ 1.24）或给予补充氧气（OR=0.80，95%CI：0.52 ～ 1.24；aOR=1.00，95%CI：0.89 ～ 1.12）的风险无显著相关性。亚组分析显示，与不使用任何 NSAID 相比，使用布洛芬（OR=1.09，95%CI：0.50 ～ 2.39；aOR=0.95，95%CI：0.78 ～ 1.16）和环氧合酶 -2（COX-2）抑制剂（OR=0.62，95%CI：0.35 ～ 1.11；aOR=0.73，95%CI：0.45 ～ 1.18）与 COVID-19 大流行期间死亡风险增加无关。

（3）证据质量与推荐强度分级的解读

该推荐意见的证据来源于一项纳入 40 项研究的系统评价，所纳入研究均为观察性研究，证据质量初始评级为低质量（C级）。因纳入研究大多为回顾性队列研究，存在选择偏倚和混杂偏倚的风险；且所有纳入研究均为成人研究，将其结果外推至儿童人群时存在较大间接性。因此，证据质量从低质量下降1个等级，最终评定为极低质量（D级）。尽管证据质量极低，但基于以下考量，专家组建议纳入这一推荐意见：①上述两种药物在儿童退热镇痛中不可或缺，禁用可能影响患儿疾病控制，潜在获益大于风险；②发热和疼痛会影响患儿生活质量，缓解症状符合患者及家属诉求；③在合理用药前提下，不会显著增加额外资源消耗。但鉴于纳入证据的局限性，上述推荐意见仅为条件推荐。未来应开展以儿童COVID-19患者为对象的高质量随机对照试验，以直接评估退热药在该人群中的疗效及安全性。

2. 推荐意见7

"感染COVID-19的母亲如果自身健康允许，推荐在采取适当预防措施的同时继续母乳喂养（强推荐，证据质量低）"。

（1）解释说明

母乳喂养是公认的婴儿最佳营养来源，有益于其神经系统和免疫系统发育，同时可降低母亲患乳腺癌、卵巢癌和2型糖尿病的风险。WHO和《国际儿童新型冠状病毒疾病管理快速建议指南》建议疑似或确诊COVID-19的母亲在采取必要防护措施的情况下继续母乳喂养。然而，人们担心感染COVID-19的母亲在哺乳期间可能将病毒传染给婴儿。

尽管COVID-19存在宫内、分娩时和产后早期传播的可能，但垂直传播率非常低。现有证据显示，感染COVID-19的母亲所生婴儿的COVID-19总体阳性率不到2%；此外，COVID-19阳性婴儿的死亡率极低。由于母乳喂养对婴儿的益处大于COVID-19感染的风险，专家组一致认为只要母亲和婴儿的健康状况允许，推荐继续母乳喂养。然而，母亲需要采取适当的防护措施（如接触婴儿前洗手，密切接触时戴口罩）。对于重症COVID-19、入住ICU或产后感染的母亲，她们的婴儿 COVID-19 阳性风险似乎会升高。

（2）证据

一项动态系统评价纳入了 427 项研究，包括 28 952 例感染 COVID-19 的母亲和 18 237 例婴儿，数据收集时间为 2019 年 12 月至 2021 年 8 月。感染 COVID-19 的母亲所生婴儿的 COVID-19 总阳性率为 1.8%（95%CI：1.2% ～ 2.5%）。在 592 例有检测数据的 COVID-19 阳性婴儿中，14 例确认存在母婴传播（7 例宫内传播，2 例分娩时传播，5 例产后早期传播）。在 800 例有预后数据的 COVID-19 阳性婴儿中，749 例在随访终点时存活。母亲患重症 COVID-19（OR=2.4，95%CI：1.3 ～ 4.4）、母亲死亡（OR=14.1，95%CI：4.1 ～ 48.0）、母亲 ICU 入院（OR=3.5，95%CI：1.7 ～ 6.9）及母亲产后感染（OR=5.0，95%CI：1.2 ～ 20.1）与婴儿 COVID-19 阳性相关。

（3）证据质量与推荐强度分级的解读

该推荐意见的证据来源于一项纳入 427 项研究的动态系统评价，起始证据质量为高质量（A 级）。但由于纳入研究可能存在偏倚风险，且 COVID-19 阳性婴儿的预后数据有限，存在一定的不精确性，证据质量下降两级至低质量（C 级）。尽管证据质量较低，但在利弊方面，母乳喂养对婴儿健康的益处明显大于感染风险，同时有助于母亲健康；母乳喂养符合多数母婴的利益诉求，且为 WHO 等权威机构所推崇；而且在采取有效防护措施（洗手、戴口罩）的前提下，母乳喂养不会增加额外资源消耗。基于以上因素，专家组给出了强推荐意见，即在母亲和婴儿健康状况允许的情况下，推荐感染 COVID-19 的母亲在采取适当防护措施的前提下继续母乳喂养。需要指出的是，对于重症、入住 ICU 或产后感染的母亲，考虑到其婴儿 COVID-19 阳性风险可能升高，临床决策时需权衡母乳喂养获益与感染风险。

3. 推荐意见 9

"建议儿科医生、父母和看护人员探查儿童和青少年 COVID-19 患者可能存在的心理健康问题，并在当地环境条件允许的范围内为他们提供最佳支持（良好实践声明）"。

（1）解释说明

在 COVID-19 大流行期间管理患者的心理健康至关重要，尤其是在疫情带来的巨大社会心理影响可能超过疾病本身作用的背景下。焦虑和抑郁似乎是儿童和青少年的主要症状，尤其在住院的 COVID-19 患者中。可能的原因包括与家人和朋友隔离导致的无助和孤独，以及因感染而受到污名化和歧视的恐惧。一些研究表明，除了短期精神障碍的高发病率，COVID-19 患者康复后还可能出现心理后遗症，如焦虑和（或）抑郁、创伤后应激障碍和认知缺陷。因此，我们建议对 COVID-19 儿童和青少年患者进行可能存在的心理健康问题监测。

儿童和青少年精神障碍的症状不典型，且在不同年龄段有所差异。幼儿可能表现为烦躁不安和易怒、更容易受到惊吓和哭泣，以及难以安慰。年龄较大的儿童和青少年可能出现情绪变化、持续易怒及愤怒或无望感等症状。出于对儿童心理健康的考虑，专家组根据 GRADE 框架中良好实践声明的概念，提出了一项关于心理干预的声明。专家组建议儿科医生、家长和照护者应观察儿童是否有焦虑、抑郁或其他心理症状的特征。应为 COVID-19 儿童和青少年患者提供当地环境下可行的最佳心理健康支持。

（2）证据

开展的系统评价未发现符合要求的研究。

（3）证据质量与推荐强度分级的解读

针对儿童和青少年 COVID-19 患者心理健康管理的临床问题，研究者进行了系统文献检索，但未发现直接回答该问题的研究证据。因此，无法对证据质量进行评价和分级。尽管缺乏直接证据，但专家组基于以下考量给出了关于筛查和干预儿童和青少年 COVID-19 患者心理健康问题的良好实践声明：大流行期间，感染患者面临更大的心理健康问题风险；儿童和青少年更易受到隔离、污名化等因素的影响，出现焦虑、抑郁等症状；部分患者可能在康复后出现心理后遗症。该声明建议儿科医生、家长和照护者应密切观察 COVID-19 儿童和青少年患者的情绪和行为变化，评估其是否存在焦虑、抑郁或其他心理症状，并根据患者的具体情况和当地资源，提供可行的最佳心理支持，如心理疏导、情绪管理指导等。

需要指出的是，由于缺乏直接研究证据，该声明仅代表专家共识，而非基于系统证据总结的推荐意见。未来需要开展前瞻性队列研究和随机对照试验，探索 COVID-19 对儿童和青少年心理健康的影响，以及针对性心理干预措施的疗效，以期形成循证决策依据。同时，临床实践中应结合患儿的个体差异、家庭背景等因素，提供个性化、多学科的心理健康管理。

第四节　分级工具 GRADE 的使用

为了帮助系统评价和临床指南制订者更方便地创建标准化的结果总结表和证据概要表，GRADE 工作组分别在 2004 年和 2013 年推出了 GRADEpro 分级软件和 GDT 在线工具。考虑到 GRADEpro 软件不支持在线协作，并且主要针对干预性证据的分级，GRADE 工作组决定逐步停止对 GRADEpro 的更新，转而专注于发展 Guideline Development Tool（简称 GDT）。GDT 是一个在线平台，用户无须下载或安装任何软件，只需在线注册即可使用，其官方网址为 http://www.guidelinedevelopment.org/。

1. 登陆

进入登陆界面，输入注册邮箱和密码后进行登陆，也可使用 Cochrane 协作网账号登陆。

2. 项目的创建与导入

进入 GDT 首页后，可点击页面右上角的 Import project 实现项目的导入，可支持导入 RevMan5、Revman Web CSV 和 GRADEpro 软件生成的文件。选中文件后，点击 Next，选择需要进行分级的问题后进入操作页面。若无相应文件，也可点击右上角的 New project 新建项目，录入项目名称后，点击 Create project 即可完成新项目的建立。

3. 项目操作页面详解

操作页面分为左右两栏，左边是项目栏，右边是操作及信息显示区（图 6-1）。项目栏从上到下依次为："Project setup"，显示项目基本信息，并选择该指南形成从证据到推荐表格的模板；"Tasks"，制订详细的工作计划和提醒；"Team"，录入研究团队成员的信息并管理其利益冲突；"Scope"，用户能够定义项目的基本信息、识别关键问题并设定结局指标，从而确立研究的核心框架；"References"，可整理和管理参考文献；"Prognosis"，可以对疾病的预后情况进行描述；"Comparisons"，支持证据质量的评价，为制订基于证据的推荐意见提供坚实基础；"Multi Comparisons"，可在单一的推荐框架内比较多种干预措施；"PanelVoice"，便于专家之间的在线交流，分享意见、投票和评论；"Document sections"，提供了一个平台填写和预览系统评价或指南的详细信息，如标题、作者、潜在利益冲突声明和评审小组等；"Dissemination"，对研究结果进行初步展示和传播。页面右侧的操作及信息显示栏展示了当前选中项目或任务的具体信息，并提供了一系列直观的编辑和管理功能，使得整个过程更加高效和有序。

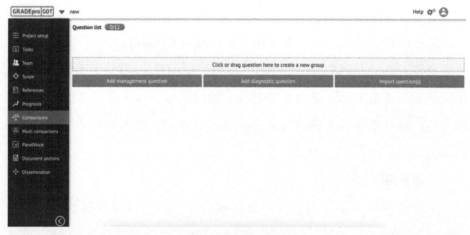

图 6-1　项目操作页面

4. 证据分级及证据概要表构建

项目创建完成后，可点击"Comparisons"进入证据分级的操作界面，主要有 3 个功能：添加干预性和观察性系统评价的管理问题（"Add management question"）、录入诊断性系统评价的问题（"Add diagnostic question"）及直接导入问题 ["Import question（s）"]。由于 GRADE 系统的证据质量评价是基于每个特定的结局指标来进行的，因此建议详细地录入每个具体的临床问题。

录入问题之后，需要针对这些问题进行证据质量分级，主要包括添加结局指标、指定指标类型、是否进行合并分析及随访时间等信息。点击已录入的研究问题，进入结局指标的录入界面。通过评估 5 个降级因素或 3 个升级因素，可以对证据质量进行综合评价并提供相应的理由。一旦证据质量评价完成，证据等级将直接展示待填写病例数和相关效应量及其置信区间，并在"Importance"表格中确定结局指标的重要性等级，从而完成证据概要表的构建（图 6-2）。

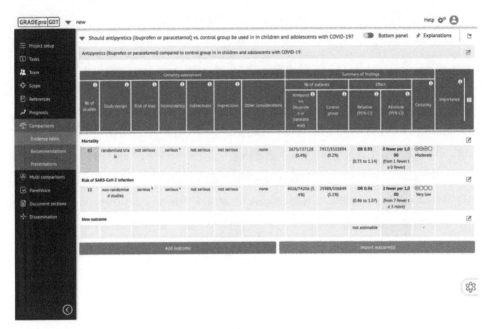

图 6-2　证据分级结果示意

参考文献

[1]　杨克虎. 循证医学. 北京：人民卫生出版社，2007.

[2]　陈耀龙，杨克虎，姚亮，等. GRADE 系统方法学进展. 中国循证儿科杂志，2013，8（1）：64-65.

[3]　陈耀龙，李幼平，杜亮，等. 医学研究中证据分级和推荐强度的演进. 中国循证医学杂志，2008，8（2）：127-133.

[4]　HSU J，SANTESSO N，MUSTAFA R，et al. Antivirals for treatment of influenza：systematic review and meta-analysis of observational studies. Annals of Internal Medicine，2012，156（7）：512-524.

[5]　Increasing access to health workers in remote and rural areas through improved retention：global policy recommendations. Geneva：World Health Organization，2010.

[6]　黄笛，黄瑞秀，郭晨煜，等. 临床实践指南制定方法——证据分级与推荐强度. 中国循证心血管医学杂志，2018，10（7）：769-776.

[7] 陈耀龙，杨克虎，王小钦，等 . 中国制订 / 修订临床诊疗指南的指导原则（2022 版）. 中华医学杂志，2022，102（10）：697-703.

[8] 张蓉，靳英辉，黄桥，等 . 中国临床实践指南制订的进展研究—基于 2010 ～ 2020 年文献的系统评价 . 中国循证心血管医学杂志，2022，14（11）：1288-1293.

[9] 张薇，许吉，邓宏勇 . 国际医学证据分级与推荐体系发展及现状 . 中国循证医学杂志，2019，19（11）：1373-1378.

[10] 邓通，汪洋，王云云，等 . 临床实践指南制订方法——GRADEpro GDT 在干预性系统评价证据分级中的应用 . 中国循证心血管医学杂志，2019，11（1）：1-5.

[11] MTHETHWA M，MBEYE N M，EFFA E，et al. Newborn and child health national and provincial clinical practice guidelines in South Africa，Nigeria and Malawi：a scoping review. BMC Health Serv Res，2024，24（1）：221.

第七章
推荐意见的形成与共识

第一节　推荐意见的形成

一、从证据到推荐的概述

指南的核心内容是推荐意见。在完成针对临床问题的证据检索、综合和评价后，需要考虑如何将这些证据转化为具体的推荐意见，并附上相应的解释性文字。形成推荐意见的过程中，为了确保推荐意见的可行性和可实施性，除了需要基于当前可得的最佳证据，还需要将一系列的因素纳入到推荐意见的形成过程中，这个过程即为"从证据到推荐（EtD）"。

实施 EtD 的目的主要有 4 点：①明确推荐意见制订过程中需要考虑的主要影响因素；②提供每个影响因素的评价和总结过程；③帮助将推荐意见形成过程中的分歧意见结构化，促进讨论和解决分歧；④促进推荐意见形成过程的透明化。

EtD 的过程必不可少，它可以帮助指南制订者更科学、更全面地考虑影响推荐意见的因素，从而帮助他们更好地判断推荐意见是否适用于真实的临床场景，以及能否在发布后被更好地传播与实施。同时，这一过程也是促进指南中推荐意见结构化和透明化的关键环节。

二、从证据到推荐的框架

目前，已经有部分国际机构和组织开发了相应的工具或框架，以指导指南制订者实现从证据到推荐的转化。研究者采用系统评价的方法，对来自 14 个国家的 68 部指南制订手册进行分析。研究结果显示，三分之二的指南制订手册提出需要采用结构化的程序形成推荐意见。其中，由 GRADE 工作组开发的 GRADE-EtD 框架的应用范围最广（占 42%）。与此同时，该框架也被认为能够为指南制订者提供最为全面的视角。

GRADE 工作组从 2011 年开始筹备 GRADE-EtD 框架项目，阶段性成果于 2016 年在 *The British Medical Journal* 正式发表。GRADE-EtD 框架旨在帮助指南制订专家组成员以结构化、透明化的方式使用证据，并引导他们考虑影响决策的最相关标准，通过讨论解决分歧，从而确保决策的透明性（图 7-1）。GRADE-EtD 框架包括 3 个主要组成部分，也是从证据到决策产生的主要步骤，分别是形成问题、评价证据及得出结论。本书第四至第六章已对形成问题和评价证据步骤进行了详细论述，本章将重点阐述如何结合其他影响因素得出结论，即形成推荐意见。

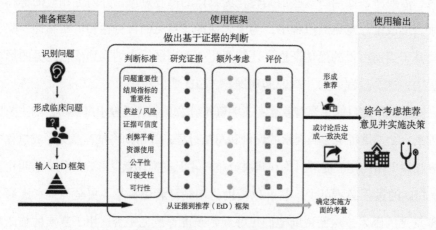

图 7-1 GRADE-EtD 框架工作流程

GRADE-EtD 框架适用于 5 种决策类型，包括临床决策（clinical recommendation）、医疗保险决策（coverage decisions）、卫生系统决策（health system decision）、公共卫生决策（public health recommendations and decisions）、诊断或筛检性决策（diagnostic and screening decision）。对不同的决策类型，评估的标准也不

尽相同，详细标准见表 7-1。在形成指南中的推荐意见时，通常参考针对人群层面的临床决策类型进行分析。综合考虑证据情况和各类影响因素后，最终呈现的结果是推荐意见方向和强度的不同。不同的因素如何影响强度和方向详见表 7-2。对于各类因素的评估，既可以基于已发表的研究结果，也可以开展新的针对性研究。

三、从证据到推荐的呈现

在形成推荐意见的过程中，需要专家们独立评估相关标准，并考虑这些因素对决策或推荐意见的影响。最终，根据特定的共识原则，确定推荐意见的具体内容、强度和方向。有关共识过程的内容，请见本章第二节。为便于共识专家在这一过程中充分理解和评估各种因素，应该采用简洁、明确的方式呈现推荐意见，并对形成推荐意见所基于的证据情况进行详细说明。通常来说，国际上使用较为普遍的是推荐意见总结表或者交互式结果摘要表（iSoF）。

推荐意见总结表是一种模式化的表格，主要用于呈现形成推荐意见的所有支持材料，包括现有的证据情况及推荐意见的影响因素等。推荐意见总结表通常包括 3 个部分，分别是推荐意见（Recommendation）、推荐原理（Rationale）及证据总结（Evidence）。此外，通常还需要在推荐意见总结表首行说明推荐意见所回答的临床问题，以及在表格末尾添加参考文献，作为后续开展专家共识的重要材料，为共识专家的综合判断提供全面有力的支撑。

推荐意见的撰写需要遵循一定的规范。首先，为了让推荐意见更具可实施性并且易于读者理解，推荐意见的表述通常使用祈使句，简洁明了、直奔主题，尽可能避免不必要的修饰。其次，关于推荐强度的表达，不同强度的推荐在语气和确定性上存在差异。在表达强烈推荐时，可采用"推荐""应当"等词汇；而对于较弱的推荐，则宜使用"建议""可以考虑"等措辞。此外，除了表达推荐意见的语句之外，证据质量及其推荐强度的分级也是一个极为关键的组成部分。每条推荐意见都应配有相应的等级划分，通常置于推荐意见主句之后，用括号的形式注明。

表 7-1　5 种不同类型决策的 EtD 框架标准

	临床推荐意见（个体层面）	临床推荐意见（人群层面）	与医疗保险支付有关的决策	卫生系统或公共卫生方面	诊断或筛检性推荐意见①
问题的优先性	—	问题的优先性如何?	问题的优先性如何?	问题的优先性如何?	问题的优先性如何?
诊断试验的准确性	不适用				诊断试验的准确性如何?
获益或风险	可能给患者带来利益（疗效）的程度如何? 可能给患者带来风险（副作用、不良反应等）的程度如何?	可能给患者带来利益（疗效）的程度如何? 可能给患者带来风险（副作用、不良反应等）的程度如何?	可能给患者带来利益（疗效）的程度如何? 可能给患者带来风险（副作用、不良反应等）的程度如何?	可能给患者带来利益（疗效）的程度如何? 可能给患者带来风险（副作用、不良反应等）的程度如何?	诊断试验的准确性如何? 诊断试验是否有关键重要的效益、不良反应或不良反应有关? 诊断试验的准确性如何?
证据的可信度	证据总体可信度如何?	证据总体可信度如何?	证据总体可信度如何?	证据总体可信度如何?	诊断的可信度如何? 证据的可信度如何?
结局指标的重要性	重要结局指标的判断是否存在重大不确定性或变异性?	重要结局指标的判断是否存在重大不确定性或变异性?	重要结局指标的判断是否存在重大不确定性或变异性?	重要结局指标的判断是否存在重大不确定性或变异性?	重要结局指标的判断（由诊断试验的结果决定的不良反应、负担）是否存在重大不确定性或变异性? 诊断效果是否由诊断试验的结果决定? 诊断试验的结果和决策是否有利于新的诊断有关? 诊断试验的效果?
利弊平衡	从推荐干预的获益（疗效）与风险（副作用、不良反应等）角度考虑，判断结果倾向于支持干预还是支持干预对照?	从推荐干预的获益（疗效）与风险（副作用、不良反应等）角度考虑，判断结果倾向于支持干预还是支持干预对照?	从推荐干预的获益（疗效）与风险（副作用、不良反应等）角度考虑，判断结果倾向于支持干预还是支持干预对照?	从利弊平衡（疗效）与风险（副作用、不良反应等）角度考虑，判断结果倾向于支持干预还是支持干预对照?	从利弊平衡角度考虑，试验结果有利于新的诊断方法?
资源利用	成本效果分析（相对干净效益，实际需要支付的费用）判断结果支持干预还是支持干预对照?	成本效果分析（相对干净效益，实际需要支付的费用）判断结果支持干预还是支持干预对照?	资源需求（费用） 成本效果分析判断结果支持备选方案还是支持备选方案对照?	资源需求（成本）有多大? 成本效果（成本）证据的确定性如何?	成本效果分析判断结果支持新的诊断方法还是旧的诊断方法? 成本效果对于判断结果支持新的诊断方法还是"金标准"? 证据的确定性如何?
公平性	—	将对健康公平性产生什么影响?	将对健康公平性产生什么影响?	将对健康公平性产生什么影响?	将对健康公平性产生什么影响?
可接受性	干预对于患者、照护者及卫生保健服务提供者是否可以接受?	干预对于利益相关方是否可以接受?	待选方案对于利益相关方是否可以接受?	待选方案是否可以接受?	新的诊断方法对于利益相关方是否可以接受?
可行性	干预对于患者、照护者及卫生保健服务提供者是否可行?	干预措施是否可以实施?	待选方案是否可以实施?	待选措施是否可以实施?	新的诊断方法是否可以实施?

注：①测试涵盖个人和人群角度的临床和公共卫生建议。

表 7-2　影响推荐强度和方向的主要因素

因素（领域）	说明	示例	
		强推荐	弱推荐
考虑利弊平衡 • 对有利或不利结局效应量的最佳估计 • 结局效应量的最佳估计	• 利弊间的差别越大，越适合作出强推荐 • 净效益越小，其确定性越低，越适合作出弱推荐	许多高质量的随机对照试验表明，吸入性类固醇对哮喘有益	只有病例系列研究了胸膜固定术在气胸中的作用
证据质量对于干预在重要结局上的效应量的把握（各结局的整体证据水平）	证据质量越高，越适合作出强推荐	心肌梗死后采用阿司匹林降低了死亡率，同时毒性和成本也降至最低	有卒中风险的房颤患者中，采用抗凝药物（阿司匹林）进行预防性治疗，虽然会减少卒中的发生（益处），但会增加出血风险（不利）
价值观与偏好	价值观和意愿差异越大，或价值观和偏好不确定性越大，越适合作出弱推荐	几乎所有年轻的淋巴瘤患者都更偏好选择延长生命的化疗，而不是避免治疗的毒性	部分年老的淋巴瘤患者更倾向于选择延长生命的化疗，而不是避免治疗的毒性，而其他一些患者则有不同偏好
资源利用	干预措施的成本越高（即消耗的资源越多），越不适合作出强资源利用推荐	短暂性脑缺血发作的患者中，相对于不进行预防性干预，采用阿司匹林进行卒中预防的成本较低	短暂性脑缺血发作的患者中，氯吡格雷和双嘧达莫联合阿司匹林相比单用阿司匹林预防卒中的费用较高

推荐原理，也可以叫作推荐说明，其核心目的在于展现证据到决策的过程。通常，推荐原理也可以划分为 3 个主要部分。首先，可以对推荐意见的内容做更进一步的阐述。例如，疾病的定义，干预措施的作用机理，干预药物使用的时机、剂量和疗程，以及其他注意事项等。其次，需要进一步解释影响推荐强度和方向的因素。针对特定的推荐意见，需要阐述纳入考量的具体影响因素（如成本效果、利弊平衡、患者偏好与价值观、资源可及性等）。这是推荐原理中最为关键的部分。最后，进行简短总结，阐述该主题下的重要观点和研究进展，例如，目前临床研究开展的现状、权威指南的推荐情况等。

推荐意见总结表的第三部分是证据总结。在完成了对证据的整理、评估及阐释之后，该部分的主要作用是对证据本身进行展示。换言之，在证据总结部分中，无须赘述背景信息、药理学机理等其他信息。建议根据 PICOS（population, intervention, comparison, outcome, study design）原则，清晰透明地呈现所有研究的关键信息，包括人群/患者、干预措施、对照/比较、结局指标、研究类型，以便后续参与德尔菲调查的专家判断证据质量，以及证据到推荐的合理性和可靠性。

在呈现结局指标时，应聚焦于对理解推荐意见至关重要的关键结局指标，展示顺序应遵循"有效性优先，安全性次之；主要结局指标优先，次要结局指标次之"的原则。当直接与间接证据同时存在时，应当优先展示直接证据的结果，另外需详尽地表述结局指标的统计效应量，如置信区间、P 值等，仅提供结论可能并不足以满足读者的需求。本部分应避免主观观点和论断，确保内容基于数据。此外，应列出参考文献，以便读者对特定数据感兴趣时，可以通过参考文献找到原始出处，进行更深入的研究。这不仅能增强内容的权威性和可信度，还能帮助读者追溯信息的来源。

iSoF 是在参考利益相关者、用户测试和国际专家咨询委员会的反馈后，由 GRADE 工作组迭代开发的，主要呈现了证据摘要的关键信息：核心结局（益处和危害）、效应的大小和证据的质量。iSoF 提供了一种分层演示的方式，使指南制订者能够为不同的受众或不同类型的证据或用户定制表格，通过滚动术语、概念或交互式脚注来找到解释，"深挖"以获取更多信息。每个结果都可以用几种格式来查看：用通俗易懂的语言描述效应量和证据的确定性；以数字、文本或交互式图形的可视化形式呈现绝对效应及相对效应。iSoF 还可生成并导出不同语言版本的文档，用于其他文档。iSoF 的在线链接为 https://isof.epistemonikos.org/。

四、推荐意见总结表示例

这里以 "Guidelines for the prevention and management of children and adolescents with COVID-19"（《儿童与青少年新冠预防与管理指南》）中的一个临床问题为例，阐述推荐意见总结表的撰写规范，详细内容见表 7-3。

表 7-3 推荐意见总结表示例 1

临床问题：是否应该使用瑞德西韦治疗感染 COVID-19 的儿童和青少年？			
推荐意见	同意	不同意	不确定
建议对儿童和青少年 COVID-19 患者采用标准治疗，不使用瑞德西韦（条件性建议，极低证据质量）	□	□	□

推荐原理（Rationale）：

瑞德西韦是一种新型广谱抗病毒药物，可以整合到 COVID-19 的 RNA 链中，提前终止 COVID-19 的 RNA 复制过程[6]。2020 年 10 月 22 日，美国食品药品监督管理局批准瑞德西韦用于 12 岁及以上且体重不低于 40 kg 的 COVID-19 住院患儿[7]；2022 年，该机构扩大了瑞德西韦的使用范围，许可瑞德西韦用于治疗 28 日龄及以上、体重 ≥ 3 kg、住院或未住院、患轻至中度 COVID-19 且进展为重度 COVID-19 风险高的 COVID-19 感染患儿[8]。目前仅有少量瑞德西韦治疗儿童 COVID-19 的单臂队列研究发表。其治疗儿童和青少年 COVID-19 的疗效和安全性目前尚不确定。关于瑞德西韦疗法的建议在不同国家和组织之间有很大差异。鉴于瑞德西韦在儿童中的有效性和安全性有不确定性，以及该药物在大多数国家和地区未获得许可使用的情况，经过咨询两名患者成员的意见后，专家组最终决定不建议在标准治疗中使用瑞德西韦

证据总结（Evidence）：

指南工作组制作的一篇系统评价纳入 3 项队列研究，共 112 例儿童和青少年 COVID-19 患者[1]。在其中一项研究中，所有患者均患重度 COVID-19[2]；在另一项研究中，75% 的患者入住儿科重症监护病房[3]；在第三项研究中，22% 的患者接受了机械通气[4]。汇总分析结果显示，在接受瑞德西韦治疗的患者中，死亡率为 5.9%（95%CI: 1.5% ～ 10.2%），体外膜肺氧合 / 有创机械通气使用率为 37.2%（95%CI: 0 ～ 76.0%），严重不良事件发生率为 16.2%（95%CI: 1.8% ～ 30.5%）。一篇已发表的动态系统评价对纳入的 4 项临床实验，共包含 3826 例 COVID-19 成人住院患者进行了分析，发现接受或未接受瑞德西韦治疗的患者在主要结局方面几乎没有差异：死亡率（OR=0.90, 95%CI：0.72 ～ 1.11）、机械通气使用率（OR=0.75, 95%CI: 0.52 ～ 0.98）、7 日时的病毒清除率（OR=1.06, 95%CI: 0.35 ～ 3.20）及症状缓解时间（瑞德西韦组与标准治疗组平均出现症状天数的比值 0.82, 95%CI: 0.64 ～ 1.06）[5]

参考文献

[1] WANG Z, ZHAO S, TANG Y, et al. Potentially effective drugs for the treatment of COVID-19 or MIS-C in children：a systematic review. Eur J Pediatr, 2022, 181（5）: 2135-2146.

[2] GOLDMAN D L, ALDRICH M L, HAGMANN S H F, et al. Compassionate use of remdesivir in children with severe COVID-19. Pediatrics, 2021, 147（5）: e2020047803.

[3] MÉNDEZ-ECHEVARRÍA A, PÉREZ-MARTÍNEZ A, GONZALEZ DEL VALLE L, et al. Compassionate use of remdesivir in children with COVID-19. Eur J Pediatr, 2021, 180（4）: 1317-1322.

[4] MUNOZ F, MULLER W, AHMED A, et al. Safety and efficacy of remdesivir in a pediatric COVID-19 population. 2021. https://www.croiconference.org/abstract/safety-and-efcacy-of-remdesivir-in-a-pediatric-covid-19-population. Accessed 8 Jul 2022.

[5] SIEMIENIUK R A, BARTOSZKO J J, ZERAATKAR D, et al. Drug treatments for covid-19：living systematic review and network meta-analysis. BMJ, 2020, 370: m2980.

[6] WANG H. To investigate the application value of remdesivir in the treatment of COVID-19 patients. J Intern Intensive Med, 2020, 26: 513–515, 528.

[7] U.S. FOOD & DRUG ADMINISTATION（2021）FDA approves frst treatment for COVID-19. https://www.fda.gov/news-events/press-announcements/fda-approves-first-treatment-covid-19. Accessed 8 Jul 2022.

[8] U.S. FOOD & DRUG ADMINISTATION（2022）Coronavirus（COVID-19）update：FDA approves frst COVID-19 treatment for young children. https://www.fda.gov/news-events/press-announcements/coronavirus-covid-19-update-fda-approves-frst-covid-19-treatment-young-children. Accessed 8 Jul 2022.

该推荐意见总结表关注的临床问题是"是否应该使用瑞德西韦治疗感染 COVID-19 的儿童和青少年？"。在推荐原理部分，指南制订者首先介绍了瑞德西韦的基本情况及其目前在世界范围内的使用情况，随后基于现有的证据和指南现况，参考了患者的意愿及价值观后做出推荐。在证据总结部分，研究者首先对系统检索到的文献进行了系统评价形成证据，并用一篇近期的动态系统评价作为补充，详细列出了主要结局的效应量及其置信区间。

第二个推荐意见总结表以 2023 年发表的《中国新生儿疼痛管理循证指南（2023 年）》中的一个临床问题为例，详细内容见表 7-4。

表 7-4 推荐意见总结表示例 2

临床问题：对新生儿非药物镇痛的有效性和安全性如何？			
推荐意见	同意	不同意	不确定
推荐采用音乐干预预防和缓解新生儿疼痛（强推荐，中等证据质量）	□	□	□
推荐原理（Rationale）： 音乐干预是指医务人员或音乐治疗师通过音乐来改善患者健康结局的一种无创的系统干预过程[1, 2]。音乐干预具有镇痛效果显著、简单易行、经济安全、新生儿父母及护士满意度高的优势[3, 4]，被美国新生儿护理协会及中国医师协会新生儿科医师分会等推荐用于预防和缓解新生儿疼痛[5, 6, 7]。系统评价证据提示采用扬声器播放古典音乐可作为首选的音乐干预方式[2]			
证据总结（Evidence）： 基于 38 项 RCT 的系统评价（包括平均胎龄 32 ～ 37 周的新生儿 3773 例和其他年龄组患儿 1828 例）结果显示，音乐干预显著降低了接受静脉穿刺、经外周静脉穿刺的中心静脉导管置管和足跟采血等致痛性操作的新生儿的疼痛评分。儿童组 Meta 分析结果显示：音乐干预显著降低了心率和呼吸频率，增加了外周毛细血管血氧饱和度；对疼痛类型进行亚组分析显示，音乐干预能有效降低针刺相关疼痛、慢性疼痛和术后疼痛；对音乐风格进行亚组分析显示，古典音乐、儿童音乐和流行音乐具有镇痛作用，其中古典音乐的镇痛效果最为显著，而世界音乐（world music）、特殊音乐（special composition）和多种音乐组合无显著镇痛作用；通过扬声器或耳机播放音乐的效果优于其他方式			
参考文献			
[1] PALAZZI A，NUNES C C，PICCININI C A. Music therapy and musical stimulation in the context of prematurity：a narrative literature review from 2010-2015. J Clin Nurs，2018，27（1-2）：e1-e20. [2] TING B，TSAI C L，HSU W T，et al. Music intervention for pain control in the pediatric population：a systematic review and meta-analysis. J Clin Med，2022，11（4）：991. [3] VAN DOKKUM N H，JASCHKE A C，RAVENSBERGEN A G，et al. Feasibility of live-performed music therapy for extremely and very preterm infants in a tertiary NICU. Front Pediatr，2020，8：581372. [4] 李倩，涂素华，李雨昕，等 . 早期听觉刺激干预对 NICU 早产儿影响的研究现状 . 中国护理管理，2020，20（1）：136-139. [5] 中国医师协会新生儿科医师分会，中国当代儿科杂志编辑委员会 . 新生儿疼痛评估与镇痛管理专家共识（2020 版）. 中国当代儿科杂志，2020，22（9）：923-930.			

续表

[6] National Association of Neonatal Nurses. Trauma-informed care in the NICU：evidence-based practice guidelines for neonatal clinicians. New York：Springer Publishing Company，2017：101-136.
[7] SMITH H A B, BESUNDER J B, BETTERS K A, et al. 2022 Society of Critical Care Medicine Clinical Practice guidelines on prevention and management of pain, agitation, neuromuscular blockade, and delirium in critically ill pediatric patients with consideration of the ICU environment and early mobility. Pediatr Crit Care Med，2022，23（2）：e74-e110.

第二节　推荐意见的共识

一、共识方法概述

共识方法是指在进行决策的过程中，就具体问题通过讨论与沟通以达成一致意见的方法。此方法可分为非正式与正式两大类。当缺乏对共识过程的具体描述时，如只提及"讨论"，我们通常将其视为非正式的共识方式。相较于正式的共识方法，非正式的共识方法过程简单，形式自由。然而，其局限性亦不容忽视，例如个体可能因易受他人观点影响而难以保持中立。

因此，我们需要一种更完善的正式共识方法，其不仅包含"自由互动"的元素，还需要一套能够得到广泛认同和遵守的正式原则与程序，其特点如下：首先，众人参与的集体智慧降低了由单人制订错误决策的可能性，此所谓"人多保险"（safety in numbers）；其次，通过明确的选择标准，确保了参与者的权威性（authority）；再次，通过讨论，参与者的观点得以完善，体现了合理性（rationality）；此外，整个过程可控（controlled process），有效避免了群体决策的负面效应，确保了观点表达的公平性；最后，这种正式的共识方法还满足了科学方法的基本要求，具有科学信度（scientific credibility）。

目前，最常用的 3 种正式共识方法是名义群体法（NGT）、德尔菲法和共识会议。可根据实际的情景、条件和需求进行选择。

研究人员从资料传播方式、个人观点表达方式、反馈、集体讨论、观点整合等方面比较了当前的共识方法，参见表 7-5。

表 7-5　共识方法比较

共识方法	是否可以邮寄问卷	个人独立决策过程是否保密	临时的小组建议或决定是否反馈给成员	是否允许面对面讨论	是否为结构化的互动讨论	整合成员观点的方法
非正式共识方法	×	×	×	√	×	不明确①
常用正式共识方法						
共识会议	×	×	×	√	×	不明确
德尔菲法	√	√	√	×	√	明确②
名义群体法	×	√	√	√	√	明确
RAND 法③	√	√	√	√	√	明确
其他正式共识方法						
统计分析小组	×	√	×	×	—	明确
社会判断分析	×	√	√	√	×	不明确
结构化讨论	×	√	×	√	×	不明确

注："√"表示"是"，"×"表示"否"，"—"表示"未报告"；①不明确的方法指的是定性的或者简单的定量方法（如多数投票）；②明确的方法通常比较复杂，包括合并各种观点时所用的统计学方法；③兰德公司（RAND）和美国加利福尼亚大学洛杉矶分校健康服务研究所共同开发了卫生服务适用性测量方法。

二、共识过程要点

下文将以编者参与的"Rapid advice guidelines for management of children with COVID-19"（《国际儿童新型冠状病毒疾病管理快速建议指南》）为例，呈现共识过程的要点。

本次共识结合了德尔菲法和共识制订会议法，这种方法又称改良德尔菲法，通过匿名问卷的方式，收集专家意见，进行多轮反馈，逐步达成共识。

在进行德尔菲法共识前，需要进行材料的准备工作。具体包括：①撰写推荐意见总结表，该表格的撰写格式及内容要点可参考上一节内容。②设计德尔菲问卷，该问卷应涵盖指南的基本信息及需要进行共识的主要内容（包含推荐意见总结表）。问卷应由指导专家对指南的推荐意见进行评价和提供建议，以确保指南的准确性和实用性。③草拟电子邮件模板，该模板应包含本次指南制订的目的、问卷填写要求及反馈收集方式等。请注意，所有的准备工作都旨在确保专家能够不受他人影响，独立且顺畅地表达个人建议并进行决策。

如果有国际专家参与共识过程，建议通过电子邮件分发德尔菲调查问卷。在此过程中，需注意以下要点：①使用正规机构邮箱发送问卷，以确保邮件的正式性；②明确告知专家所需完成的任务及问卷提交的截止时间，以督促其及时反馈；③仔细核验所有附件材料是否已完整上传至邮件中；④核查邮件发送状态，确认问卷是否已成功发送至专家邮箱。若参与共识过程的专家均为国内专家，网络问卷调查平台（如问卷星等）亦可作为收集专家意见与建议的工具。

在第一轮德尔菲调查完成后，需对回收的结果进行详细的统计分析。通常，当专家共识度达到计划书中设定的情况时，我们认为相关推荐意见已形成共识。此外，对于每位专家提出的意见，应进行专门的反馈。若对某些内容进行了修改，应在问卷中予以明确标记。

在第二轮德尔菲调查过程中，专家应仅针对前一轮未达成共识的推荐意见进行再次投票。然而，仍鼓励参与共识过程的专家对所有内容提出修改建议。第二轮德尔菲完成后，可评估所有推荐意见是否均已成功达成共识。若仍有意见未达成共识，可以选择删除，不在此次指南中进行保留，若认为其具有保留价值，可进行修改后进入第三轮德尔菲调查过程。后续步骤与前述流程保持一致。

两轮或三轮德尔菲调查结束后，可撰写指南全文，随后组织参与指南制订和共识的专家召开定稿会，对全文措辞进行修改讨论并最终定稿。至此，改良德尔菲法共识过程圆满完成。

参考文献

[1] 周奇，王琪，俞阳，等 . 临床实践指南制定中的共识方法 . 药品评价，2016，13（16）：13-17.

[2] TREWEEK S，OXMAN A D，ALDERSON P，et al. Developing and evaluating communication strategies to support informed decisions and practice based on evidence （DECIDE）：protocol and preliminary results. Implementation Science，2013，8（1）：6.

[3] ALONSO-COELLO P，SCHÜNEMANN H J，MOBERG J，et al. GRADE Evidence to Decision（EtD）frameworks：a systematic and transparent approach to making well informed healthcare choices. 1：Introduction. BMJ，2016，353：i2016.

[4] MENESES-ECHAVEZ J F，BIDONDE J，YEPES-NUÑEZ J J，et al. Evidence to decision frameworks enabled structured and explicit development of healthcare recommendations. J Clin Epidemiol，2022，150：51-62.

[5] 邓通，韩斐，汪洋，等 . 临床实践指南制订方法——EtD 框架在推荐意见制订中的应用 . 中国循证心血管医学杂志，2019，11（5）：516-520，525.

[6] JENNY M，OXMAN A D，SARAH R，et al. The GRADE Evidence to Decision（EtD）framework for health system and public health decisions. Health Research Policy and Systems，2018，16（1）：45.

[7] ANDREWS J，GUYATT G H，OXMAN A D，et al. GRADE guidelines：14. Going from evidence to recommendations：the significance and presentation of recommendations. Journal of Clinical Epidemiology，2013，66：719-25.

[8] ANDREWS J，SCHÜNEMANN H J，OXMAN A D，et al. GRADE guidelines：15. Going from evidence to recommendations：determinants of a recommendations direction and strength. Journal of Clinical Epidemiology，2013，66：726-35.

[9] SCHÜNEMANN H J，MUSTAFA R，BROZEK J，et al. GRADE Guidelines：16. GRADE evidence to decision frameworks for tests in clinical practice and public health. Journal of Clinical Epidemiology，2016，76：89-98.

[10] PARMELLI E，AMATO L，OXMAN A D，et al. GRADE Evidence to Decision（EtD）framework for coverage decisions. Int J Technol Assess Health Care，2017，33（2）：176-182.

[11] REHFUESS E A，STRATIL J M，SCHEEL I B，et al. The WHO-INTEGRATE evidence to decision framework version1.0：integrating WHO norms and values and a complexity perspective. BMJ Global Health，2019，4：e000844.

[12] NEUMANN I，BRIGNARDELLO-PETERSEN R，WIERCIOCH W，et al. The GRADE evidence-to-decision framework：a report of its testing and application in 15 international guideline panels. Implement Science，2016，11：93.

[13] SCHÜNEMANN H J，SANTESSO N，BROZEK J L. Interactive summary of findings tables：the way to present and understand results of systematic reviews. JBI Database System Rev Implement Rep，2019，17（3）：259-260.

[14] LIU E，SMYTH R L，LI Q，et al. Guidelines for the prevention and management of children and adolescents with COVID-19. Eur J Pediatr，2022，181（12）：4019-4037.

[15] 沈巧，郑显兰，史源，等 . 中国新生儿疼痛管理循证指南（2023 年）. 中国当代儿科杂志，2023，25（2）：109-127.

第八章

指南的撰写与投稿

第一节　指南的报告规范

报告规范是针对某种类型的研究或文件进行清晰、明确、系统呈现的标准化格式。科学研究最后所呈现的形式或报告的完整性和透明性，是影响研究被转化和利用的重要因素。早在 1993 年，医学杂志编辑、临床医生和方法学家就发现作为高质量证据来源之一的随机对照试验（RCT），其报告对关键信息如随机序列号的产生、随机分配方案的隐藏、盲法及失访的描述非常不充分。1996 年，来自美国、英国和加拿大的 11 位专家联合在 *Journal of the American Medical Association* 上发表了 "Improving the quality of reporting of randomized controlled trials. The CONSORT statement"（《提高随机对照试验的报告质量——CONSORT 声明》），这是随机对照试验发展史上的里程碑事件，也标志着报告规范的研发成为医学研究的一个重要领域。随着时间的推移，研究的报告质量越来越受重视，进而有越来越多针对不同研究类型的报告规范得以制订、发表和应用，比如针对系统评价和 Meta 分析的 PRISMA（Preferred Reporting Items for Systematic Reviews and Meta-Analyses）声明，针对观察性研究的 STROBE（STrengthening the Reporting of OBservational studies in Epidemiology）声明，针对动物研究的 ARRIVE（Animal Research：Reporting of In Vivo Experiments）

声明，以及针对病例报告的 CARE（CAse REport）声明等，这些报告规范不仅提高了医学研究的报告质量，同时也促使研究者更好地设计和实施研究。

临床实践指南（本章简称"指南"）作为一种重要的文献类型，对提高卫生保健质量、降低医疗成本起到重要作用。指南的规范化报告可以促进指南使用者准确、便捷地获取指南相关信息及指南的传播与实施。近 20 年国际上有关指南的报告规范主要有 3 个，分别是 2003 年发表的 COGS 标准、2016 年发表的 AGREE Reporting Checklist 及 2017 年发表的 RIGHT。3 种报告规范的基本信息见表 8-1。

表 8-1　3 种指南报告规范的基本信息

项目	RIGHT	AGREE Reporting Checklist	COGS
发表时间	2017 年	2016 年	2003 年
发表机构	RIGHT 工作组	AGREE 工作组	COGS 工作组
适用指南	医疗卫生领域	医疗卫生领域	临床领域
领域数量	7	6	/
条目数量	22	23	18
评价方式	报告 / 未报告	报告 / 未报告	报告 / 未报告

第二节　RIGHT 的研发和应用

2013 年由中国学者发起，联合来自美国、加拿大、英国、德国等 11 个国家的学者和专家，以及包括世界卫生组织，提高健康研究质量和透明度（EQUATOR）协作网，国际指南协作网（GIN），Cochrane 协作网，推荐分级的评估、制订与评价（GRADE）工作组，指南研究与评价（AGREE）工作组等 6 个国际组织的 30 余名专家，共同成立了医学实践指南报告清单（RIGHT）工作组。该工作组历时 3 年，制订出包含 7 个领域，共 22 个条目的报告清单。

RIGHT 可指导临床、公共卫生和其他卫生保健领域的指南制订者撰写和报告指南，协助期刊编辑和同行评审人员评审指南，以及科研人员评价和研究指南。2017 年 1 月 RIGHT 全文正式发表在 *Annals of Internal Medicine*，目前已被翻译为 12 个语种，并在全球范围内被广泛采用和引用。

RIGHT 包含了 22 个条目（表 8-2），包括的领域有基本信息、背景、证据、推荐意见、评审和质量保证、资助和利益冲突声明及管理，以及其他方面。RIGHT 工作组也制订了更为详细且包含实例的解释性文件，可在 RIGHT 官方网站（http://www.right-statement.org/）获取。

表 8-2　RIGHT 条目

领域 / 主题	编号	条目
基本信息		
标题 / 副标题	1a	能够通过题目判断为指南，即题目中应该出现类似"指南"或"推荐意见"的字眼
	1b	描述指南的发表年份
	1c	描述指南的分类，即筛查、诊断、治疗、管理、预防还是其他
执行总结	2	对指南推荐意见进行汇总呈现
术语与缩略语	3	为避免混淆，应对指南中出现的新术语或重要术语进行定义；如果涉及缩略语，应该将其列出并给出对应的全称
通讯作者	4	确定至少一位通讯作者或指南制订者的联系方式，以便联系和反馈
背景		
简要描述指南的临床问题	5	应描述基本的流行病学问题，如患病率、发病率、病死率和疾病负担（包括经济负担）
指南的总目标和具体目的	6	应描述指南的总目标和具体要达到的目的，如改善健康结局和相关指标（疾病的发病率和病死率），提高生活质量和节约费用等
目标人群	7a	应描述指南拟实施的主要目标人群
	7b	应描述指南拟实施的需特别考虑的亚组人群
指南的使用者和应用环境	8a	应描述指南的主要使用者（如初级保健提供者、临床专家、公共卫生专家、卫生管理者或政策制定者）及指南其他潜在的使用人员
	8b	应描述指南针对的具体环境，如初级卫生保健机构、中低收入国家或住院部门（机构）
指南制订工作组	9a	应描述参与指南制订的所有贡献者及其作用（如指导小组、指南专家组、外审人员、系统评价小组和方法学家）
	9b	应描述参与指南制订的所有个人，报告其头衔、职务、工作单位等信息
证据		
卫生保健问题	10a	应描述指南推荐意见所基于的关键问题，建议以 PICO（P：人群 / 患者，I：干预措施，C：对照 / 比较，O：结局指标）格式呈现
	10b	应描述结局遴选和分类的方法

续表

领域／主题	编号	条目
系统评价	11a	应描述该指南基于的系统评价是专门新制作的，还是使用现有已发表的
	11b	如果指南制订者使用现有已发表的系统评价，应给出参考文献并描述是如何检索和评价的（提供检索策略、筛选标准及对系统评价的偏倚风险评估），同时报告是否对其进行了更新
评价证据体系的质量	12	应描述对证据质量评价和分级的方法
推荐意见		
推荐意见	13a	应提供清晰、准确且可实施的推荐意见
	13b	如果证据显示在重要的亚组人群中，某些影响推荐意见的因素存在重大差异，应单独提供针对这些人群的推荐意见
	13c	应描述推荐意见的强度及支持该推荐的证据质量
形成推荐意见的原理和解释说明	14a	应描述在形成推荐意见时，是否考虑了目标人群的偏好和价值观。如果考虑，应描述确定和收集这些偏好和价值观的方法；如果未考虑，应给出原因
	14b	应描述在形成推荐意见时，是否考虑了成本和资源利用。如果考虑，应描述具体的方法（如成本效果分析）并总结结果；如果未考虑，应给出原因
	14c	应描述在形成推荐意见时，是否考虑了公平性、可行性和可接受性等其他因素
从证据到决策	15	应描述指南制订工作组的决策过程和方法，特别是形成推荐意见的方法（例如，如何确定和达成共识，是否进行投票等）
评审和质量保证		
外部评审	16	应描述指南制订后是否对其进行独立评审，如是，应描述具体的评审过程及对评审意见的考虑和处理过程
质量保证	17	应描述指南是否经过了质量控制程序，如是，则描述其过程
资助和利益冲突声明及管理		
资金来源及作用	18a	应描述指南制订各个阶段的资金来源情况
	18b	应描述资助者在指南制订不同阶段中的作用，以及在推荐意见的传播和实施过程中的作用
利益冲突的声明和管理	19a	应描述指南制订相关的利益冲突的类型（如经济利益冲突和非经济利益冲突）
	19b	应描述对利益冲突的评价和管理方法及指南使用者如何获取这些声明
其他方面		
可及性	20	应描述在哪里可获取到指南、相应附件及其他相关文件
对未来研究的建议	21	应描述当前实践与研究证据之间的差异，和（或）提供对未来研究的建议
指南的局限性	22	应描述指南制订过程中的所有局限性（比如制订小组不是多学科团队，或未考虑患者的价值观和偏好）及其对推荐意见有效性可能产生的影响

RIGHT 已广泛应用于临床实践、公共卫生和卫生政策的指南。为了针对不同类型的指南及指南的不同制订过程等情况，RIGHT 工作组组织了一个多

学科专家组，计划开发共计 24 个扩展版本，截至 2024 年 8 月已推出 7 个官方扩展版的报告规范（表 8-3）。而正在开发的扩展版本中，RIGHT 工作组拟将儿童的指南报告规范单独列为一个板块，这是考虑到儿童作为特殊的患者群体，其生理、病理特点与成人存在显著差异。儿科指南相比于成人指南起步晚，数量也更少，存在诊疗和药物治疗方案不规范且不完善的情况。儿童不同于成人的生理解剖和药物代谢清除率也对儿科医生的诊疗有着更高准确性和安全性的要求。为了满足儿科领域的特殊需求，RIGHT 儿科指南报告规范的推出旨在提升临床指南的针对性和实用性，促进儿科领域的规范化发展。

表 8-3　RIGHT 扩展版

项目	扩展版 - 英文全称	扩展版 - 中文全称	缩写
Type（类型）	RIGHT for Practice Guidelines in Primary Care	基层版指南报告规范	RIGHT-PC
	RIGHT for Ad@pt	指南改编报告规范	RIGHT-Ad@pt
Field（领域）	RIGHT for Acupuncture	针刺指南报告规范	RIGHT-Acu
	RIGHT for Traditional Chinese Medicine	中医药指南报告规范	RIGHT-TCM
	RIGHT for Chinese Patent Medicine	中成药指南报告规范	RIGHT-CPM
Study Design（研究设计）	RIGHT for Introduction and Interpretation	指南解读报告规范	RIGHT-INT
Procedure（步骤）	RIGHT for Conflicts of Interest and Funding	医学实践指南利益冲突和资金报告规范	RIGHT-COI&F

RIGHT 不仅被用于指导指南制订者规范地撰写报告，同时也被广泛用于国内外中医、西医及中西医结合指南报告质量的评价，包括儿科、内分泌、心血管疾病、肝硬化、乳腺癌、癫痫、辅助生殖、败血症、麻醉、针刺等多个领域，以进一步总结各领域指南在报告方面存在的问题，并提出相应的解决方案与改进建议。据 RIGHT 工作组统计，截至 2022 年 11 月 RIGHT 已被来自美国、英国、加拿大等将近 20 个国家的 40 余家机构所使用，RIGHT 研发文章已被引用将近 400 次，应用 RIGHT 进行指南报告质量评价的相关文章也已超过 50 篇。

第三节　案例分析

本部分将以 2022 年发表在 *European Journal of Pediatrics* 上的 "Guidelines for the prevention and management of children and adolescents with COVID19"（《儿童与青少年新冠预防与管理指南》，本章简称《更新版儿童新冠指南》）和（或）2023 年发表在《中国当代儿科杂志》上的《中国新生儿疼痛管理循证指南（2023 年）》（本章简称《新生儿疼痛指南》）为例，具体阐述按照 RIGHT 的指南撰写方法和注意事项。

一、领域一：基本信息

（一）标题／副标题

条目 1a：能够通过题目判断为指南，即题目中应该出现类似"指南"或"推荐意见"的字眼。

条目 1b：描述指南的发表年份。

条目 1c：描述指南的分类，即筛查、诊断、治疗、管理、预防还是其他。

《更新版儿童新冠指南》的全称为 "Guidelines for the prevention and management of children and adolescents with COVID-19"，其标题中明确描述了该指南为"预防与管理指南"，但未描述指南的发表年份。《中国新生儿疼痛管理循证指南（2023 年）》的标题明确报告了指南发表年份为 2023 年，并清楚地描述了该指南为"管理指南"。

（二）执行总结

条目 2：对指南推荐意见进行汇总呈现。

《更新版儿童新冠指南》对推荐意见进行了汇总，并以表格的形式呈现，部分推荐意见汇总表详见表 8-4。

表 8-4　《更新版儿童新冠指南》部分推荐意见汇总表

Recommendations	Status
Recommendation 1：We suggest that pediatricians and other guideline users should identify the presence of prognostic factors for death or PICU admission in children and adolescents with COVID-19 at an early stage. The main prognostic factors for death are MIS-C complications and AKI；the prognostic factors for PICU admission include AKI, ARDS, MIS-C complications, chronic pulmonary disease, and congenital heart disease （Conditional recommendation, very low certainty of evidence）	New
Recommendation 2：We suggest standard care without remdesivir to treat children and adolescents with COVID-19（Conditional recommendation, very low certainty of evidence）	Modified
Recommendation 3：We suggest that antipyretics（ibuprofen or paracetamol）can be used to relieve fever and pain in children and adolescents with COVID-19（Conditional recommendation, very low certainty of evidence）	New
Recommendation 4：We suggest low-dose, short-course of dexamethasone therapy for children and adolescents with severe COVID-19（Conditional recommendation, low certainty of evidence）	Modified

（三）术语与缩略语

条目 3：为避免混淆，应对指南中出现的新术语或重要术语进行定义；如果涉及缩略语，应该将其列出并给出对应的全称。

《更新版儿童新冠指南》对指南中的缩略语及其全称进行了呈现，部分内容见表 8-5。

表 8-5　《更新版儿童新冠指南》部分缩略语

Abbreviations	Full Name
ACE2	Angiotensin-converting enzyme 2
AKI	Acute kidney injury
AMSTAR	A Measurement Tool to Assess Systematic Reviews
ARDS	Acute respiratory distress syndrome
BiPAP	Bilevel positive airway pressure
CDC	Centers for Disease Control and Prevention
CheckUp	Checklist for the Reporting of Updated Guidelines
CI	Confidence interval
COIs	Conflict of interests
COVID-19	Coronavirus disease 2019
COX-2	Cyclooxygenase-2

撰写要点：对术语进行正式定义，可以在正式内容前，也可以在全文后。对指南所涉及的疾病进行解释或在表格等位置给出零散的定义不能算作报告，出现术语定义和缩略语两者有其一即可算作报告。

（四）通讯作者

条目 4：确定至少 1 位通讯作者或指南制订者的联系方式，以便联系和反馈。

《更新版儿童新冠指南》在作者与作者单位（Authors and Affiliations）部分报告了所有作者姓名及其邮箱信息，并确定了 2 位通讯作者，以方便其他人联系。

撰写要点：在撰写指南时需要报告通讯作者或者某作者的联系方式（电话、邮箱或其他可供联系的方式均可）。

二、领域二：背景

（一）简要描述指南的临床问题

条目 5：应描述基本的流行病学问题，比如患病率、发病率、病死率和疾病负担（包括经济负担）。

《新生儿疼痛指南》中报告了新生儿疼痛的流行病学问题。约 50% 的新生儿重症监护室尚未开展疼痛管理工作，新生儿疼痛发生率高达 83.63%，其中重度疼痛发生率约为 70.55%。

（二）指南的总目标和具体目的

条目 6：应描述指南的总目标和具体要达到的目的，如改善健康结局和相关指标（疾病的发病率和病死率），提高生活质量和节约费用等。

《新生儿疼痛指南》在背景中明确指出："本指南旨在系统全面地收集、评价和综合现有研究证据，并综合考虑医护人员和患儿家长的价值观和意愿，以及国内医疗卫生资源等因素形成推荐意见；拟尝试对新生儿疼痛进行分类和定义，并将新生儿疼痛管理总体原则与具体的疼痛评估和镇痛方法相结合，全面回答疼痛预防、评估、非药物和药物镇痛、家属参与疼痛管理等关键问题，以期为新生儿科的医护人员提供临床决策依据，提高疼痛诊疗、护理的科学性和规范性"，清晰、详细地写出了指南制订的总目标和具体目的。

（三）目标人群

条目 7a：应描述指南拟实施的主要目标人群。

条目 7b：应描述指南拟实施的需特别考虑的亚组人群。

《新生儿疼痛指南》在指南制订方法部分报告了目标人群是各级医院的住院新生儿，并报告了需要特别考虑的亚组人群为足月儿和早产儿。

撰写要点：在背景或方法学部分需要出现本指南拟特别考虑的亚组人群，而非仅出现在具体的推荐意见部分。

（四）指南的使用者和应用环境

条目 8a：应描述指南的主要使用者（如初级保健提供者、临床专家、公共卫生专家、卫生管理者或政策制定者）及指南其他潜在的使用人员。

条目 8b：应描述指南针对的具体环境，如初级卫生保健机构、中低收入国家或住院部门（机构）。

《新生儿疼痛指南》在指南制订方法中报告了使用者和使用环境为儿童专科医院、妇幼保健院或综合医院新生儿内科和新生儿外科的临床医生和护理人员，以及从事相关临床、教学、科研和管理工作的专业人员。

（五）指南制订工作组

条目 9a：应描述参与指南制订的所有贡献者及其作用（如指导小组、指南专家组、外审人员、系统评价小组和方法学家）。

条目 9b：应描述参与指南制订的所有个人，报告其头衔、职务、工作单位等信息。

《新生儿疼痛指南》在文末报告了指南制订的所有贡献者，并分为执笔人、指导委员会、共识专家组、外审专家组、证据评价组、方法学组、秘书组，描述了各自的角色、责任及工作单位。

三、领域三：证据

（一）卫生保健问题

条目 10a：应描述指南推荐意见所基于的关键问题，建议以 PICO（P：人群 / 患者，I：干预措施，C：对照 / 比较，O：结局指标）格式呈现。

条目 10b：应描述结局遴选和分类的方法。

《更新版儿童新冠指南》在方法部分详细描述了临床问题的制订流程，并按照 PICO 格式明确报告了临床问题。

撰写要点：RIGHT 建议以 PICO 形式呈现关键问题，但也可以为其他形式。因此，只要指南呈现了拟解决的临床问题，即使以问句的形式，也算作报告。结局指标的遴选和分类方法可以基于文献、深度访谈、患儿或者监护人的意愿和价值观等，可以在指南方法学部分进行报告。

（二）系统评价

条目 11a：应描述该指南基于的系统评价是专门新制作的，还是使用现有已发表的。

条目 11b：如果指南制订者使用现有已发表的系统评价，应给出参考文献并描述是如何检索和评价的（提供检索策略、筛选标准及对系统评价的偏倚风险评估），同时报告是否对其进行了更新。

《更新版儿童新冠指南》在方法学部分提到该指南直接使用符合临床问题的系统评价；如果没有，作者制作新的系统评价。针对每一个问题，从 2020 年 1 月 1 日至 2022 年 7 月 13 日对世界卫生组织 COVID-19 数据库、MEDLINE（Via PubMed）、Cochrane Library、Web of Science、Embase、中国生物学医学文献服务系统、中国知网和万方数据知识服务平台进行了系统的文献检索。《更新版儿童新冠指南》使用了不同研究类型的偏倚风险评价工具对纳入研究的偏倚风险进行评价，例如评价系统评价的 AMSTAR 量表、随机对照试验的 Cochrane 偏倚风险评估工具（ROB 1.0）、诊断准确性研究的质量评估工具（QUADAS-2），以及观察性研究的纽卡斯尔—渥太华量表（NOS）。第六条推荐意见的证据总结部分报告了本条推荐意见是基于一篇已发表且持续更新的系统评价。截至指南撰写前，该系统评价已经更新了 3 次，最后一次更新的日期是 2021 年 6 月 21 日。

（三）评价证据体系的质量

条目 12：应描述对证据质量评价和分级的方法。

《新生儿疼痛指南》在指南制订方法部分报告了本指南通过两轮德尔菲调查遴选临床问题，进一步对证据进行系统检索与评价，并采用 GRADE 方法对证据质量和推荐意见进行分级；依据专家临床经验对尚无直接证据支持的临床问题形成基于专家共识的推荐意见，即良好实践声明（GPS）。

四、领域四：推荐意见

（一）推荐意见

条目 13a：应提供清晰、准确且可实施的推荐意见。

条目 13b：如果证据显示在重要的亚组人群中，某些影响推荐意见的因素存在重大差异，应单独提供针对这些人群的推荐意见。

条目 13c：应描述推荐意见的强度及支持该推荐的证据质量。

《新生儿疼痛指南》的推荐意见清晰、准确且可实施性强。例如，针对如何准确评估新生儿疼痛的临床问题，给出的推荐意见为"建议首选中文版新生儿疼痛、躁动及镇静评估量表（N-PASS）评估足月儿和早产儿的疼痛程度（2C）"。指南考虑到量表的语言和适用范围是影响其实用性和可行性的两个关键因素。目前仅 N-PASS、诺威克公园疼痛评估量表（NIAPAS）和疾病感知简短清单（BIIP）有规范中文译制版本。其中，N-PASS 的适用范围较其他量表更广，且可行性和临床实用性评分均值显著高于 NIAPAS 等常用量表。基于良好的测量性、临床实用性和可行性的考量，最终推荐使用 N-PASS 评估足月儿和早产儿（亚组人群）的疼痛程度。本条推荐意见也报告了 GRADE 分级结果为 2C，即推荐强度为弱推荐及证据质量为低质量证据。

（二）形成推荐意见的原理和解释说明

条目 14a：应描述在形成推荐意见时，是否考虑了目标人群的偏好和价值观。如果考虑，应描述确定和收集这些偏好和价值观的方法；如果未考虑，应给出原因。

条目 14b：应描述在形成推荐意见时，是否考虑了成本和资源利用。如果考虑，应描述具体的方法（如成本效果分析）并总结结果；如果未考虑，应给出原因。

条目 14c：应描述在形成推荐意见时，是否考虑了公平性、可行性和可接受性等其他因素。

《新生儿疼痛指南》在背景部分描述了该指南是在综合考虑医护人员和患儿家长的价值观和意愿，以及国内医疗卫生资源等因素后形成推荐意见。指南在推荐采用音乐干预预防和缓解新生儿疼痛的推荐原理中提到，音乐干预具有镇痛效果显著、简单易行、经济安全、新生儿父母及护士满意度高的优势。在推荐量表评估足月儿和早产儿的疼痛程度时也考虑了其实用性和可行性的两个关键因素，推荐了方便中国医生阅读和使用的中文版 N-PASS。

（三）从证据到决策

条目 15：应描述指南制订工作组的决策过程和方法，特别是形成推荐意见的方法（例如，如何确定和达成共识，是否进行投票等）。

《更新版儿童新冠指南》在推荐意见的形成中描述了指南小组根据每个问题的证据、利弊平衡、患者的价值观和偏好及成本起草了初步推荐意见。共识小组和患者代表参加了两轮德尔菲调查，对初步建议进行了投票并提出了修改意见。当 70% 的代表同意该建议时，即视为达成共识。

五、领域五：评审和质量保证

（一）外部评审

条目 16：应描述指南制订后是否对其进行独立评审，如是，应描述具体的评审过程及对评审意见的考虑和处理过程。

《新生儿疼痛指南》在指南制订方法部分描述了本指南全文已由外部同行专家进行评审，并经指南指导委员会审定通过。

（二）质量保证

条目 17：应描述指南是否经过了质量控制程序，如是，则描述其过程。

《更新版儿童新冠指南》的计划书提到了指南的制订和更新受到指导小组监督和评估。

撰写要点：此条目主要评估在整个指南制订过程中是否设置质量控制的方法或程序。但目前多数指南没有报告此条目。在 WHO 指南制订过程中，有专门的指南评审委员会审核 WHO 指南的注册和制订。指南制订者也可以参考这个流程对指南进行质量控制和报告。

六、领域六：资助和利益冲突声明及管理

（一）资金来源及作用

条目 18a：应描述指南制订各个阶段的资金来源情况。

条目 18b：应描述资助者在指南制订不同阶段中的作用，以及在推荐意见的传播和实施过程中的作用。

《新生儿疼痛指南》在文末描述了该指南受到国家自然科学基金项目（72074038）、2019年重庆市技术创新与应用发展专项面上项目（cstc2019jscx-msxmX0157）、重庆市科学技术局重庆市英才计划"包干制"项目（cstc2022ycjh-bgzxm0275）的资助，资助机构未影响指南制订过程，未对推荐意见产生影响。

（二）资助和利益冲突声明及管理

条目19a：应描述指南制订相关的利益冲突的类型（如经济利益冲突和非经济利益冲突）。

条目19b：应描述对利益冲突的评价和管理方法及指南使用者如何获取这些声明。

《更新版儿童新冠指南》报告了利益冲突的声明情况，描述了利益冲突管理方法遵循国际指南协作网（GIN）制定的原则。在开始更新过程之前，所有指南工作组成员和外部审阅者都声明了各自与指南制订相关的经济利益和非经济利益，并填写、签署了利益声明（DOI）表。两位主席和一位方法学家在没有利益冲突的情况下审查了所有的DOI表格，并决定了最终的参与者名单。所有成员的原始DOI表格及管理利益冲突过程可在附件中查阅。

七、领域七：其他方面

（一）可及性

条目20：应描述在哪里可获取到指南、相应附件及其他相关文件。

《更新版儿童新冠指南》在首页报告了发表期刊名称 *European Journal of Pediatrics* 和论文获取网址（https://doi.org/10.1007/s00431-022-04615-4），并提供了补充材料及其链接。

（二）对未来研究的建议

条目 21：应描述当前实践与研究证据之间的差异，和（或）提供对未来研究的建议。

《新生儿疼痛指南》工作组提出了需进一步开展研究的方向："对现有新生儿疼痛评估量表进行规范化翻译、改编，并验证其用于不同临床情景时的可靠性和稳定性；明确新生儿疼痛相关的特征性改变，探索实用性强、准确度高的疼痛客观量化评估方法；探讨新生儿病房环境因素（如光照方式、光照强度和噪音水平）对新生儿疼痛相关结局的影响，并明确最佳的有益环境；建立新生儿疼痛队列，评价常见镇痛方法的远期风险获益；评价常见镇痛方法对更多种类疼痛刺激的镇痛效果和安全性（新生儿术后疼痛、疾病相关的持续性疼痛，以及局部麻醉药和阿片类药物的证据尤其缺乏，未来研究需重点关注）；探索促进指南推荐意见落地的科学实施策略，从而使更多新生儿和家庭获益。"

（三）指南的局限性

条目 22：应描述指南制订过程中的所有局限性（比如制订小组不是多学科团队，或未考虑患者的价值观和偏好）及其对推荐意见有效性可能产生的影响。

《更新版儿童新冠指南》在优势和局限性部分指出，本指南可用于不同级别的医疗机构，但一些推荐意见，例如针对经鼻高流量湿化氧疗和无创通气的推荐意见，可能难以在资源有限的环境中实施。另外，指南制订小组不包括任何全科医生。

第四节 指南的投稿

儿科指南的投稿和发表对于促进儿童健康和优化儿科医疗服务至关重要。选择合适的期刊进行投稿是确保儿科指南得以有效传播和实施的关键。本节将介绍如何选择合适的期刊发表指南，并提供了投稿前需要考虑的关键要点。

一、选择合适的期刊

在选择发表儿科临床实践指南的期刊时，首先应考虑期刊的收稿范围，确保所选期刊与指南内容相匹配。下文将介绍发表儿科指南的主要期刊类型，包括儿科领域期刊、综合性期刊和循证医学期刊。对于每种类型的期刊，将简要介绍其主要特点和适用范围，以帮助儿科指南制订者根据指南的具体内容和目标受众选择合适的期刊进行投稿。

儿科领域期刊：儿科综合领域期刊主要包括儿科专业期刊和儿科亚专科期刊。儿科专业期刊包括 *Pediatrics*、*European Journal of Pediatrics*、*Pediatric Discovery*、《中华儿科杂志》等。此类期刊的读者群体主要包括儿科医生、护士和相关专业人员等，在此类期刊发表指南可促进指南被目标受众阅读和采纳。如果制订的指南涉及儿科的特定亚专科，如新生儿科、儿科药学或儿童肿瘤学，选择相应的亚专科杂志可能更为合适。儿科亚专科期刊包括 *Neonatology*、*Pediatric Blood & Cancer*、《儿科药学杂志》等，它们专注于特定亚专科的研究和实践，能够为指南的传播和实施提供更加专业化的平台，促进指南在特定专业领域内的深入传播和快速采纳。

综合性期刊：如果指南具有广泛的适用性，或者涉及多个专业领域，且符合综合性期刊的收稿范围，则综合性期刊可能是较好的选择。例如，*Chinese Medical Journal*、《中华医学杂志》、《协和医学杂志》等，这些期刊的读者人群更加多样化，有助于将多学科的儿科指南推广到更广泛的医疗保健专业人员中。

循证医学期刊：由于指南本身就是循证医学实践的产物，也可选择循证医学领域杂志发表指南。这类期刊，如 *Journal of Evidence-Based Medicine*、*Clinical and Public Health Guidelines*、《中国循证医学杂志》、《中国循证儿科杂志》等，专注于循证医学的方法和实践。在这些期刊上发表指南，不仅能够凸显指南的科学性和严谨性，还有助于将儿科指南推广到更广泛的医疗领域，增加其跨学科的影响力。

二、投稿前的注意事项

指南相关材料准备：确保所有指南相关材料的完整性至关重要。相关材料包括指南全文、证据摘要、图表、利益冲突声明等文件。如果指南包含大量的支持数据或方法学细节，可将这些信息作为补充材料提交，从而帮助审稿人更好地理解指南制订工作。这些材料的有序整理有助于确保投稿的指南内容完整，并易于审稿人和读者理解和评估，从而提高投稿成功率。

作者确认：在投稿之前，确保所有作者都对指南的最终版本进行审查和确认，包括指南背景、目的、方法学、推荐意见等。特别是确保方法学家对指南的整体质量进行最后的把关，以确保指南的循证基础、证据合成过程、推荐意见的分级及整个文档的透明度符合指南制订要求。所有作者都应详细披露任何可能影响指南内容或解释的利益冲突。其中包括与药品、医疗器械、企业或其他可能受益于指南内容的实体之间的关系。确保所有声明的利益冲突都在指南的适当位置公开，以便读者评估潜在的偏见。

期刊沟通：在指南制订的早期阶段，如果条件允许，与目标期刊进行初步沟通，了解其收稿兴趣和要求，有助于确保指南符合期刊的发表标准，加快审稿过程。如果计划在多个期刊发表指南，需要提前与这些期刊编辑进行沟通，了解相关版权政策和投稿规则，确保投稿计划不违反相应规定。此外，了解期刊的审稿流程和周期，以便做出合理的投稿安排。

参考文献

[1] MOHER D，SCHULZ K F，SIMERA I，et al. Guidance for developers of health research reporting guidelines. PLoS Med，2010，7（2）：e1000217.

[2] DJULBEGOVIC B，GUYATT G H. Progress in evidence-based medicine：a quarter century on. Lancet，2017，390（10092）：415-423.

[3] BEGG C，CHO M，EASTWOOD S，et al. Improving the quality of reporting of randomized controlled trials. The CONSORT statement. Jama，1996，276（8）：637-639.

[4] GRIMSHAW J M，RUSSELL I T. Effect of clinical guidelines on medical practice：a systematic review of rigorous evaluations. Lancet，1993，342（8883）：1317-1322.

[5] BIAN Z X，SHANG H C. CONSORT 2010 statement：updated guidelines for reporting parallel group randomized trials. Ann Intern Med，2011，154（4）：290-291；author reply 291-292.

[6] VANDENBROUCKE J P，VON ELM E，ALTMAN D G，et al. Strengthening the Reporting of Observational Studies in Epidemiology（STROBE）：explanation and elaboration. PLoS Med，2007，4（10）：e297.

[7] 陈耀龙，王小琴，王琪，等. 遵循指南报告规范提升指南报告质量. 中华内科杂志，2018，57（3）：168-170.

[8] CHEN Y，YANG K，MARUŠIC A，et al. A reporting tool for practice guidelines in health care：the RIGHT statement. Ann Intern Med，2017，166（2）：128-132.

[9] BROUWERS M C，KERKVLIET K，SPITHOFF K，et al. The AGREE reporting checklist：a tool to improve reporting of clinical practice guidelines. BMJ，2016，352：i1152.

[10] SHIFFMAN R N，SHEKELLE P，OVERHAGE J M，et al. Standardized reporting of clinical practice guidelines：a proposal from the Conference on Guideline Standardization. Ann Intern Med，2003，139（6）：493-498.

第九章
指南的更新

第一节　指南更新概述

一、指南更新的意义

在为临床医生提供指导意见的同时，指南也存在推荐意见可能过时的问题。指南的临床意义和价值，某种程度上取决于其"保鲜期"——即推荐意见的时效性。2011 年美国医学研究所更新了临床指南的定义：通过系统地评价和清晰地总结科学证据，并列举出不同干预方案的利与弊，为医生和患者提供最优方案。此定义强调，在形成推荐意见时，临床指南须基于系统评价的证据。然而系统评价自身具有一定的时效性。Cochrane Library 系统评价制作手册要求其系统评价应在发表两年后进行评估，以确定是否需要更新。这是因为超过有效期的系统评价可能提供的是不及时的证据，有可能导致指南形成不恰当的推荐意见，从而误导临床医生。因此，应适时地对临床指南进行评估和更新，才能保证其时效性及在临床指导中的权威性。若指南未纳入最新的研究证据，不仅会阻碍最新研究成果的有效传播和利用，也是对医疗资源的浪费。

与重新制订指南不同，指南更新一般不更改或很少更改原有的临床问题，仅补充新的研究证据，更新原有的推荐意见。指南更新是保证推荐意见可信度的关键，指南研究与评价（AGREE Ⅱ）工具将指南是否在全文中阐述其更新的周期和策略作为质量评价的重要内容。需要强调的是，指南更新仍应基于系统评价的证据，并遵循科学、规范的方法。

二、指南更新的现状

在国际指南的更新方面，一项针对指南手册的调查显示，22.8%（8/35）的国际指南机构更新周期为 4 ～ 5 年，40%（14/35）更新周期为 2 ～ 3 年，8.6%（3/35）更新周期 ≤ 1 年，28.5%（10/35）未明确更新周期，其中主要指南制订机构的指南更新周期见表 9-1。另一项针对国际指南制订机构的调查显示，92%（36/39）的国际指南机构进行过指南更新，79.4%（31/39）报告了正式更新程序。对于国内指南的更新，中华医学会指南的更新周期为 2 ～ 5 年，但我国指南更新的比例仅为 10%，其中更新周期最长达 10 年。2017 年罗宾·韦尔努瓦（Robin Vernooij）等对全球发布的 60 部更新版指南进行的系统分析发现，62%（37/60）的更新版指南源于北美地区，28%（17/60）源于欧洲地区，仅有 7%（4/60）源于亚洲地区。此外，对更新版指南报告的质量分析显示，欧洲发表的指南质量（平均得分 8.1 分，满分为 10 分）高于亚洲和北美地区指南（平均得分均为 5.6 分）。

表 9-1　主要指南制订机构的指南更新周期

指南制订机构	更新周期
苏格兰校际指南网络（SIGN）	2 年
中华医学会	2 ～ 5 年
世界卫生组织（WHO）	2 ～ 5 年
英国国家卫生与临床优化研究所（NICE）	3 年
美国医师协会（ACP）	5 年
美国预防服务工作组（USPSTF）	5 年
美国儿科学会（AAP）	5 年

目前没有关于儿科指南更新现状的系统研究。然而，一项针对儿科重症监护中疼痛、镇静、谵妄和先天性戒断综合征管理的临床实践指南调查显示，纳

入的 18 部儿科指南中更新版本为 8 部（44%）；另外，在新生儿胆红素血症相关指南中，有 41.7% 为更新版本。

三、指南更新的时机及影响因素

大量新的研究证据在不断发表，系统评价以平均每天 11 项的速度发表。要使临床指南包含的推荐意见与最新的研究证据保持一致且不过时，需要持续监测和评估数量激增的新证据，以确定临床指南是否需要更新。例如，NICE 明确提出，以下情况可能会启动指南的更新工作：①发表了与 NICE 指南直接相关并有可能影响推荐意见的研究证据；②国家政策或立法发生重大变化；③制订了与另一部 NICE 指南推荐意见相矛盾的指南；④市场撤回了某些药物或者从药物和保健产品监管机构获得了具有临床意义的药物安全更新信息。

2001 年在 *The BMJ* 在发表的一项研究中提出了影响指南启动更新的 6 个主要因素：①产生新的干预措施。例如，新证据发现阿司匹林联合氯吡格雷可改善急性非致残性脑血管事件高危人群的结局。②产生新的结局指标。例如，生活质量因其在医学评价中的独特性和优越性于 20 世纪 60 年代被引入医学界。③出现严重的不良反应。例如，作为消炎镇痛的罗非昔布被证实会增加患者心肌梗死的风险。④干预措施利弊平衡发生变化。例如，颈动脉内膜切除术的风险已经极大地降低，并且风险—收益比偏向有症状的、重度颈动脉狭窄的患者。⑤结局指标重视度发生改变。例如，NICE 制订指南对经济成本结局指标从不重视到重视。⑥医药资源可及性发生改变。例如，随着氟西汀专利过期，市场竞争逐渐加温，仿制药品的出现使得原本的价格体系发生变化，初级卫生保健中可供选择的抗抑郁药发生改变。

总的来说，新研究证据的发表和卫生政策的变化是影响指南更新的最常见原因，它们改变了此前的常规临床实践。现结合我国指南更新实例对上述影响因素进行总结（表 9-2）。

表 9-2　影响指南更新的主要因素及示例

主要影响因素	示例
研究证据	
疾病定义或诊断标准发生改变	2015 年强化血压控制试验和相关研究结果发表；《中国高血压防治指南（2024 年修订版）》将高血压定义为血压 ≥ 130/80 mmHg
新的疗法更有效	2013 年中国研究显示氯吡格雷联合阿司匹林相较于单独使用阿司匹林可显著降低卒中再发风险；2014 年美国心脏协会 / 美国卒中协会（AHA/ASA）发布的新版《脑卒中及短暂性脑缺血发作的二级预防指南》将联合疗法作为新的推荐意见
原有疗法无效	2017 年研究证实补充钙和维生素 D 不能降低社区老年人的骨折风险；2018 年 USPSTF 将不推荐维生素 D 的意见写进指南
新发不良事件	2019 年 11 月美国疾病预防控制中心（CDC）发布电子烟相关肺损伤暴发的报告，当月即更新了电子烟指南相关的推荐意见
卫生政策	
国家政策	2016 年中国政府全面实施两孩政策，此前的辅助生殖指南缺乏对高龄产妇的关注及相关证据的纳入；2017 年中华医学会生殖医学分会更新了《中国高龄不孕女性辅助生殖临床实践指南》并于 2019 年发表
药品审批	2019 年贝利尤单抗被国家药品监督管理局批准可用于治疗系统性红斑狼疮；2020 年中华医学会更新的《2020 中国系统性红斑狼疮诊疗指南》将其纳入推荐意见
医疗保险	2019 年丙酚替诺福韦确定将被纳入国家医保目录；当年更新后的《慢性乙型肝炎防治指南（2019 年版）》将其作为首选抗病毒药物之一
其他	
突发公共卫生事件	2019 年 12 月中国发现新型冠状病毒疫情，截至 2020 年 3 月 3 日国家卫生健康委员会已将《新型冠状病毒肺炎诊疗方案》更新到第七版。除了新出现的研究证据外，全国疫情防控形势的变化在不同时间对诊断和治疗措施利弊的考量，社会、经济、政治等多种因素都影响到对诊疗方案短期内的快速更新。突发公共卫生事件既是指南制订的触发因素，也是推动其不断更新的主要因素

四、指南更新的挑战与机遇

（一）存在的挑战

目前指南更新工作尚存在一定问题，面临较大的挑战，主要表现在以下 3 个方面：第一，缺乏规划和监管。大部分指南在制订之初就缺乏更新计划；即使有更新计划，由于原指南工作组人员的变化，特别是主要负责人的变化，3 ～ 5 年后也无法落实更新工作。其主要原因是制订机构缺乏对指南长远、可持续的规划，以及缺乏主管部门的监管。与我国不同，NICE 制订的指南具有良好的顶层设计，每部指南发布后都会被标记和追踪，定期评估和督促指南的更新工作。此外，在儿科领域，指南制订机构及监管机构相对较少，这也造成了儿科指南更新缓慢。第二，缺乏动机和资源。更新指南相对于制订新指南而言，对制订者的吸引力更小，特别是不涉及新的药物或器械的指南更新。同样，这类指南也更难募集到足够的经费，导致被长时间搁置；此外，制订的新指南即使与原指南相比变化不大，但本质上属于指南的制订，制订者往往也会按一部新指南来发表和宣传。第三，缺乏科学规范的方法。尽管目前有多个组织在探索指南更新的方法，但具体采用何种方法更加有效，目前尚无统一的标准；此外，也缺乏对指南更新的质量评价，导致指南的更新工作在科学性和严谨性方面有所欠缺。

（二）面临的机遇

临床实践指南更新过程越来越受到指南制订者和研究者的重视和关注，指南更新迎来了新的机遇：第一，围绕指南更新的国际化研究团队相继建立。作为全球指南领域最权威的机构，国际指南协作网于 2016 年专门成立了 GIN 指南更新工作组（G-I-N Updating Guidelines Working Group），推动和完善了指南更新体系的构建。同年，来自西班牙 Iberoamerican Cochrane 中心的研究学者组建了国际化的 CheckUp 工作组，研发更新版指南制订流程规范化报告的文件。第二，人工智能技术，如大语言模型，在指南制订过程中引入。2015 年 Bui 等学者研发了证据检索的机器学习系统，用于加快指南制订中证据收集的过程。除此之外，越来越多针对系统评价文献筛选（RobotAnalyst）、偏倚风险评估（RobotReviewer）、数据提取（ExaCT）、证据合成（RevMan Replicant）等过程的自动化工具的不断涌出，以及 ChatGPT 等大语言模型工具的产生，可帮助缩短指南制订中系统评价的制作时长。人工智能技术在指南更新过程中的引入，极大地缩短了指南更新的周期，最终让指南快速更新成为可能。第三，随着动态指南方法学的不断完善，指南的更新在一定程度上也得到了促进。因为动态指南的制作过程要求对文献进行监测，这也是指南更新的重要环节之一。

五、儿科指南更新的特点

不同于成人指南，儿科指南的制订需要更多学科的专家参与，不仅包括儿科专家，也应该包括成人相关科室的专家及伦理学专家等，这使得儿科指南的更新存在更多的挑战和困难。其次，相比成人，针对儿童的临床研究可能更少，这影响了儿童指南更新时的证据基础，从而一定程度影响了其更新频率。最后，儿童指南更新需要特别考虑证据的间接性（成人证据），在决策过程中应该更加慎重。

第二节 指南更新的方法

一、指南更新的范围

不同指南机构对于指南更新的范围有不同的规定。例如，ACP、NICE 及国际指南协作网 - 麦克马斯特大学（GIN-McMaster）将指南的更新范围分为"全部更新（Full）"和"部分更新（Partial）"；而德国医学科学联合会（AWMF）则将指南的更新范围分为"全部（Complete）更新""版块（Modular）更新""特定关键问题（Key questions）更新"。为统一指南更新的相关术语和更新单元，2018 年 GIN 指南更新工作组对国际指南领域的专家进行了调研，提出指南更新可能会涉及 4 个单元（Unit），并且按照单元的大小给出了 4 个单元的顺序，单元由小到大依次为"推荐意见""临床问题""章节""临床指南全文"。

二、指南更新的评估模型

评估指南是否需要更新是更新工作的重要前提，相继产生了多种更新模型。目前，指南更新的评估模型或方法多达数十种，其中，最广泛使用的、用于辅助发现新证据并评估指南更新必要性的模型主要有 3 种：第一种是 Shekelle 模型，主要依据专家意见联合文献评价判断指南是否有必要更新；第二种是 Becker 模型，首先持续监测临床实践指南的最新进展，及时全面收集、筛选、纳入和评价新出现的证据，判断是否有必要更新指南，再基于新证据和专家意见确定指南更新的类型和范围；第三种是改编版渥太华模型，主要用于指南中单个问题的更新。指南制订者应在指南相关主题领域进行具有高特异性的初步文献检索（即在这个阶段的目标不是识别所有相关的研究，而是只有当指南主题领域需要更新时，才会进行系统检索，系统检索的目的是识别所有相关的研究），然后根据提前设定的标准（表 9-3）进行更新。

表 9-3　改编版渥太华模型临床问题层面更新的标准

更新建议	标准
问题应该被更新	推荐意见更新的强信号（A1～A3）≥ 10% 或任何信号（A1～A7）≥ 20%
问题可能被更新	推荐意见更新的强信号（A1～A3）< 10% 或弱信号（A4～A7）< 20%
问题不需要更新	其他情况

三、指南更新的方法

虽然国际上已有多部指导指南更新流程的手册，然而大多数主要适用于手册制订者所在国家或机构的指南。因此，编者对上述更新流程进行系统总结，提出了针对我国指南的更新方案（图 9-1）。对于更新版指南的报告，基于 RIGHT 工作组的基本条目，CheckUp 工作组发布了较为详细的清单，指南制订者可参考相应条目和清单，撰写和发布更新版指南。

另外一个值得关注的方法学问题，是更新的最佳时机和周期。指南包含的推荐意见会在不同的时间段过时（与支持推荐意见的系统评价的时效性直接相关）。更新过早，如仅有不到 30% 的推荐意见过时，可能会浪费资源，降低更新效率；更新过晚，虽然可以覆盖所有推荐意见，但部分提前过时的推荐意见可能已对临床诊疗产生了负面影响。在某些研究进展比较快的领域，当指南更新完成后，部分推荐意见的证据可能会很快过期；或如前所述的突发公共卫生事件，新的研究和情况可能迅速变化，更新周期可能以月甚至以周为单位。因此，高效的组织构架和响应机制在指南的更新过程中至关重要。

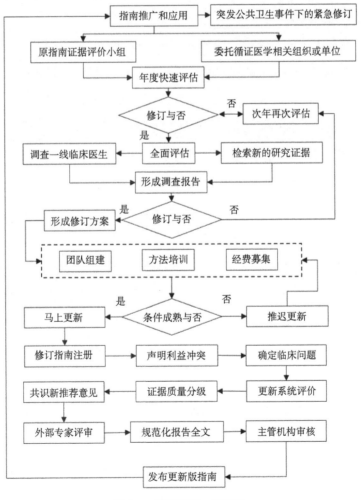

图 9-1 指南更新一般流程

三、指南更新的报告

（一）CheckUp 清单简介

临床实践指南的定期更新通常涉及一系列复杂的过程，包括确定指南更新的优先问题、检索新的研究证据、评估更新的必要性、形成新的推荐意见等。然而在 2017 年以前，国际上缺乏关于如何报告指南更新过程的共识标准。随着更新版指南的大量发表及指南更新需求的增加，规范化地撰写和呈现指南更新结果显得尤为重要。

为了弥补上述研究空白，西班牙 Iberoamerican Cochrane 中心的罗宾·韦尔努瓦（Robin Vernooij）教授和巴勃罗·阿隆索 – 科洛（Pablo Alonso-Coello）教授，联合 AGREE 工作组和 GIN 指南更新工作组的国际专家启动了"更新版临床实践指南"报告规范的研发工作。经过前期的文献系统回顾、专家半结构化访谈、专家德尔菲法共识等过程，最终 "Reporting items for updated clinical guidelines：Checklist for the Reporting of Updated Guidelines（CheckUp）"（《更新版临床实践指南报告条目：CheckUp 清单》）于 2017 年 1 月在 *PLOS Medicine* 杂志上正式发表。CheckUp 清单的发布，不仅标志着全球指南更新领域迎来了首部报告规范的指导，同样标志着指南更新方法学体系的新跨越。

（二）CheckUp 清单条目

CheckUp 清单共涵盖 "更新版指南的呈现" "编辑独立性" "更新过程采用的方法" 3 个方面，包含 16 个条目（表 9-4）。其中 "更新版指南的呈现" 领域主要关于指南范围变化的区分和推荐意见更改的标记；"编辑独立性" 领域重点关注的是指南更新时工作组构成、利益冲突声明、资金资助等过程变化的明确；"更新过程采用的方法" 则是报告新旧指南在文献检索、证据综合、外部评审等方法上的变化差异及合理性。

表 9-4　更新版临床实践指南报告条目（CheckUp 清单）

条目	内容	评估结果
1	更新版指南与原版指南能够被区分开	Y[①]/N[②]/U[③]/NA[④]
2	报告了更新指南的缘由	Y/N/U/NA
3	报告了更新版指南与原版指南间范围和目的的变化，并提供了支撑材料	Y/N/U/NA
4	报告了在更新过程中对其更新和审阅过的章节	Y/N/U/NA
5	报告了哪些推荐意见被保留、删除、增加或修改	Y/N/U/NA
6	报告了被修改的推荐意见并提供了支撑材料	Y/N/U/NA
7	报告了更新版指南中的专家组成员	Y/N/U/NA
8	报告了负责指南更新的专家的利益冲突情况	Y/N/U/NA
9	报告了更新版指南的资助机构及其所发挥的作用	Y/N/U/NA
10	报告了在指南更新中检索证据的方法	Y/N/U/NA
11	报告了在指南更新过程中遴选证据的方法	Y/N/U/NA
12	报告了在指南更新过程中评估证据质量的方法	Y/N/U/NA
13	报告了在指南更新过程中证据合成的方法	Y/N/U/NA
14	报告了更新版指南的外部评审方法	Y/N/U/NA
15	报告了实施更新版指南中更改推荐意见的方法和计划	Y/N/U/NA
16	报告了未来再次更新的计划和方法	Y/N/U/NA

注：① Y-Yes，是；② N-No，否；③ U-Unclear，不清楚；④ NA- Not applicable，不适用。

第三节　案例分析

一、《国际儿童新型冠状病毒疾病管理快速建议指南》更新案例介绍

（一）案例简介

本案例于 2022 年在 *European Journal of Pediatrics* 上发表，题目为 "Guidelines for the prevention and management of children and adolescents with COVID-19"（《儿童与青少年新冠预防与管理指南》的文章，以下简称《更新版儿童新冠指南》）。原版本 "Rapid advice guidelines for management of children with

COVID-19"（《国际儿童新型冠状病毒疾病管理快速建议指南》，以下简称《原版儿童新冠指南》）于 2020 年 5 月发表在 *Annals of Translational Medicine*。

（二）指南更新要点

1. 更新原因

（1）原版本指南超过有效期

为了快速应对 COVID-19 大流行，《原版儿童新冠指南》工作组基于 WHO 应对突发公共卫生事件的指南指导手册，在短短的 3 个月内高质量地完成了指南的制订工作，为儿童新型冠状病毒感染疫情防控提供了及时有效的决策指导。然而，此时指南仅仅只是"快速建议版"指南而非"标准版"。随着 COVID-19 疫情的全球蔓延和病毒的持续变异，疫情持续时间远超快速建议版指南的有效期（6 个月）。根据 WHO 指南制订手册的要求，对于持续时间超过 6 个月的突发公共卫生事件，建议制订标准版指南。为此，《更新版儿童新冠指南》制订过程严格遵循标准版指南的制订程序。

（2）研究证据快速增长

COVID-19 作为新发传染性疾病，早期《原版儿童新冠指南》制订时缺乏高质量直接证据，大多数推荐意见是基于 SARS 和 MERS 的间接证据。然而，随着 COVID-19 全球大流行，越来越多的研究者发表了大量的 COVID-19 研究结果，COVID-19 研究证据呈现爆发式增长。因此，《原版儿童新冠指南》中的药物相关推荐受到新证据的影响。

2. 更新情况

最终更新版在原版指南的基础上，重新规划了 15 个临床问题，包括删除了 7 个不再适用的临床问题和其对应的推荐意见，修改了 2 条推荐意见，新增了 7 条推荐意见，保留了原版指南的 1 条推荐意见，详见表 9-5。

表 9-5　《更新版儿童新冠指南》中推荐建议版块分布与修改情况

序号	《原版儿童新冠指南》	《更新版儿童新冠指南》处理
1	儿童患 COVID-19 最常见的症状是发烧和（或）咳嗽，呕吐和腹泻发生较少。与 COVID-19 患者有接触的儿童应由监护人监测症状（弱推荐，中等证据质量）	删除未保留
2	与 COVID-19 患者有过接触的儿童，如果没有出现任何症状，应在家观察 14 天。在此期间，应继续学业，并关注儿童的心理健康状况。如果出现任何症状，监护人应首先通过电话或互联网与医疗系统和（或）家庭医生咨询（具体取决于所在国家的安排）（弱推荐，低证据质量）	删除未保留
3	CT 扫描不应常规用于诊断儿童 COVID-19，尽管它可能有助于监测出现严重呼吸症状的儿童（强推荐，低质量证据）	删除未保留
4	抗病毒药物治疗儿童 COVID-19 只应在临床试验的背景下使用（强推荐，低证据质量）	修改为：建议对儿童和青少年 COVID-19 患者采用标准治疗，不使用瑞德西韦（条件推荐，极低证据质量）
5	如果没有细菌并发感染的证据，则不应对患有 COVID-19 的儿童使用抗生素（强推荐，中等证据质量）	删除未保留
6	全身性糖皮质激素不应常规用于治疗儿童 COVID-19（强推荐，低证据质量）。只有在临床试验的背景下，才可以为重症 COVID-19 儿童使用低剂量和短程全身性糖皮质激素治疗（弱推荐，极低证据质量）	修改为：建议对患有重症 COVID-19 的儿童和青少年使用低剂量、短程的地塞米松疗法（条件推荐，低证据质量）
7	静脉注射免疫球蛋白（IVIG）不应用于治疗重症 COVID-19 儿童（强推荐，低证据质量）	删除未保留
8	对于重症 COVID-19 儿童，建议采取以下支持性护理措施：确保有足够数量的合格医护人员（弱推荐，低证据质量）；系统监测和记录生命体征（弱推荐，低质量证据）；根据临床需求，为呼吸和心血管症状提供支持性护理（弱推荐，低证据质量）；并在需要时为儿童及其家人提供心理干预（弱推荐，低证据质量）	删除未保留
9	感染 COVID-19 的母亲如果自身健康允许，应继续母乳喂养（强推荐，低证据质量）。母亲与婴儿接触时应采取适当的预防措施（强推荐，低证据质量）。如果母亲被隔离无法与婴儿同室，可以用母乳喂养婴儿（强推荐，低证据质量）	保持不变
10	家长应从世界卫生组织和国家疾病控制与预防中心等权威机构的官方网站获取信息，或从这些机构认可的其他来源获取信息，而不是从互联网或社交媒体的普遍搜索获取信息（强推荐，低证据质量）	删除未保留

序号	新版指南新增推荐意见
1	建议儿科医生和其他指南使用者应及早识别儿童和青少年 COVID-19 患者的死亡或入住 PICU 的预后因素。死亡的主要预后因素包括多系统炎症综合征并发症和急性肾损伤；入住 PICU 的预后因素包括急性肾损伤、急性呼吸窘迫综合征、多系统炎症综合征并发症、慢性肺部疾病和先天性心脏病（弱推荐，极低证据质量）
2	建议使用退热药（布洛芬或对乙酰氨基酚）来缓解儿童和青少年 COVID-19 患者的发热和疼痛症状（弱推荐，极低证据质量）
3	建议对患有多系统炎症综合征的儿童和青少年使用静脉注射免疫球蛋白（弱推荐，极低证据质量）
4	建议对临床表现严重（急性左心室功能障碍、需立即入住 PICU 或需要血流动力学支持）的多系统炎症综合征儿童和青少年患者，使用糖皮质激素联合静脉注射免疫球蛋白治疗（弱推荐，极低证据质量）
5	建议对有急性低氧性呼吸衰竭的住院治疗的 COVID-19 儿童和青少年患者采用经鼻高流量湿化氧疗或无创通气（CPAP 或 BiPAP）作为初始疗法（弱推荐，低证据质量）
6	建议在当地卫生部门批准并提供 COVID-19 疫苗的情况下，为 3～17 岁儿童和青少年接种 COVID-19 疫苗，同时密切监测接种后的潜在不良反应（弱推荐，中等证据质量）
7	建议儿科医生、父母和看护人员探查儿童和青少年 COVID-19 患者可能存在的心理健康问题，并在当地环境条件允许的范围内为他们提供最佳支持（良好实践声明）

（三）《更新版儿童新冠指南》报告质量分析

采用 CheckUp 清单对《更新版儿童新冠指南》报告的清晰性和规范性进行分析，评价结果显示，《更新版儿童新冠指南》报告率为 94%（15/16），只有条目 15（报告了要实施更新版指南中有更改推荐意见的方法和计划）未满足要求。所以《更新版儿童新冠指南》在更新流程的报告方面质量较高，能够客观准确地向读者和指南使用者提供研究结果和决策信息。

二、《儿童和青少年癌症患者或小儿造血干细胞移植受体疲劳管理指南》案例介绍

（一）案例简介

本指南由来自加拿大、美国、英国、德国及荷兰等国家的多学科专家组发起制订，于 2023 年 9 月在 *eClinicalMedicine* 上发表，题目为 "Guideline for the management of fatigue in children and adolescents with cancer or pediatric hematopoietic cell transplant recipients：2023 update"（《2023 儿童和青少年癌症患者或小儿造血干细胞移植受体疲劳管理更新指南》，以下简称《2023 年更新版指南》）。原版指南于 2018 年发表在 *The Lancet Child & Adolescent Health*（以下简称《2018 年原版指南》）。

（二）指南更新要点

1. 更新原因

《2018 年原版指南》共纳入 462 项 RCT，但其中研究人群为儿童的 RCT 较少。随时间的推移，针对儿童的研究越来越多。此次更新仅基于儿童的 RCT，最终纳入 20 项儿童的 RCT 支持指南的推荐意见。

2. 更新情况

指南制订者在 2023 年更新时采用了和 2018 年不同的制订方法，考虑到 2018 年的指南纳入了大量的成人证据，要对这些推荐意见进行实质性修改，需要更直接、更高质量的数据。因此，2023 年更新时，指南制订小组只纳入研究人群为儿童的 RCT 证据。《2018 年原版指南》形成了 4 条推荐意见，主要包含体育活动、药物治疗、心理和身体及认知和行为。《2023 年更新版指南》共形成 4 条推荐意见和 1 条良好实践声明（GPS），且包含的主题与 2018 年指南相同。

《2018 年原版指南》包含的儿童人群的 RCT 有 6 项，《2023 年更新版指南》新增加了 14 项，所有 RCT 中，大多数研究（$n=18$）是在癌症治疗期间进行的。有 8 项 RCT 评估了体力活动，4 项 RCT 评估了身心干预，以及 8 项 RCT 评估了"其他"干预。具体推荐意见的变化见表 9-6，支持证据情况见表 9-7。

表 9-6 　《2023 年更新版指南》推荐意见

序号	推荐意见	2023 年更新状态及备注
1	推荐进行体育活动来管理癌症或接受儿科 HSCT[①] 的儿童和青少年的疲劳（强推荐，高质量证据）	儿科 RCT[②]的数量和综合结果显示体育活动有效减轻儿科患者疲劳，证据质量从中等提升至高
2	不推荐常规使用药物方法来管理癌症或接受儿科 HSCT 的儿童和青少年的疲劳（强推荐，中等质量证据）	没有新的儿童 RCT，2018 年的推荐意见保持不变
3	推荐提供放松、正念或两者兼具的方式来管理癌症或接受儿科 HSCT 的儿童和青少年的疲劳（强推荐，中等质量证据）	新检索到一项纳入 34 名儿科患者的有关放松的 RCT。虽然它没有显示出干预的差异，但鉴于成人 RCT 显示放松和正念有效，推荐意见保持不变。由于支持有效性的数据是间接的，并且仅来源于成人 RCT，证据质量保持在中等
4	在强推荐方法不可行或未成功的情况下，考虑提供认知或认知行为疗法来管理癌症或接受儿科 HSCT 的儿童和青少年的疲劳（弱推荐，中等质量证据）	没有新的儿科 RCT，2018 年的推荐意见保持不变
5	常规评估癌症或接受儿科 HSCT 的儿童和青少年的疲劳状况，最好使用经过验证的量表	这是一项新的良好实践声明，反映了定期评估以识别疲劳的重要性。评估的频率将取决于环境和患者因素。理想情况下，应使用经过验证的量表来跟踪随时间变化的疲劳程度

注：① HSCT，造血干细胞移植；② RCT，随机对照试验。

表 9-7 　《2018 年原版指南》和《2023 年更新版指南》支持推荐意见的证据情况

特征	2018 年原本指南 n（%）	2023 年更新指南 n（%）	RCT 总数 n（%）
研究数量	6	14	20
研究人群			
癌症 - 白血病	2（33）	2（14）	4（20）
癌症 - 不止一种癌症	2（33）	8（57）	10（50）
造血干细胞移植	1（17）	2（14）	3（15）
癌症合并造血干细胞移植	1（17）	2（14）	3（15）
干预时间			
癌症治疗期间	6（100）	12（86）	18（90）
癌症治疗结束后	0（0）	2（14）	2（10）
入选疲劳合格标准时	0（0）	2（14）	2（10）

续表

特征	2018 年原本指南 n（%）	2023 年更新指南 n（%）	RCT 总数 n（%）
干预类型			
身心干预	3（50）	1（7）	4（20）
体育活动	1（17）	7（50）	8（40）
其他（包括合并干预）	2（33）	6（43）	8（40）
对照组类型			
常规护理或候诊	5（83）	9（64）	14（70）
安慰剂	1（17）	0（0）	1（5）
注意力控制	0（0）	2（14）	2（10）
其他	0（0）	3（21）	3（15）
生物标志物测量	0（0）	1（7）	1（5）
偏倚风险充分测量			
随机序列产生	4（66）	11（79）	15（75）
分配隐藏	2（33）	7（50）	9（45）
参与人员施盲	1（17）	1（7）	2（10）
结局评估者施盲	1（17）	6（43）	7（35）
缺乏失访报告	4（66）	9（64）	13（65）
无选择性报告	6（100）	14（100）	20（100）

参考文献

[1] 周奇，王小琴，姚亮，等.临床实践指南更新的若干关键问题.中国循证儿科杂志，2016，11（5）：392-397.

[2] 陈耀龙，王玲，杨楠，等.临床实践指南如何"保鲜".协和医学杂志，2020，11（2）：207-212.

[3] Institute of Medicine. Clinical practice guidelines we can trust. Washington DC：the National Academies Press，2011.

[4] 陈耀龙，罗旭飞，王吉耀，等.如何区分临床实践指南与专家共识.协和医学杂志，2019，10（4）：：403-408.

[5] 陈耀龙，杨克虎.正确理解、制订和使用临床实践指南.协和医学杂志，2018，4：367-373.

[6] BECKER M，NEUGEBAUER E A M，EIKERMANN M. Partial updating of clinical

practice guidelines often makes more sense than full updating: a systematic review on methods and the development of an updating procedure. J Clin Epidemiol, 2014, 67（1）: 33-45.

[7] VERNOOIJ R W, SANABRIA A J, SOLÀ I, et al. Guidance for updating clinical practice guidelines: a systematic review of methodological handbooks. Implement Sci, 2014, 9: 3.

[8] BROUWERS M C, KHO M E, BROWMAN G P, et al. AGREE Ⅱ: advancing guideline development, reporting and evaluation in health care. CMAJ, 2010, 182: E839-E842.

[9] SHEKELLE P, ECCLES M P, GRIMSHAW J M, et al. When should clinical guidelines be updated?. BMJ, 2001, 323（7305）: 155-157.

[10] ALONSO-COELLO P, GARCÍA L M, CARRASCO J M, et al. The updating of clinical practice guidelines: insights from an international survey. Implement Sci, 2011, 6（1）: 107.

[11] 蒋朱明, 詹思延, 贾晓巍, 等. 制订/更新《临床诊疗指南》的基本方法及程序. 中华医学杂志, 2016, 96: 250-253.

[12] 陈耀龙, 王小琴, 吴琼芳, 等. 中国临床实践指南更新情况调查. 中国循证医学杂志, 2014, 14（2）: 178-183.

[13] WHO handbook for guideline development, 2nd Edition. https://www. who. int/publications/i/item/9789241548960.

[14] ALDERSON L J, ALDERSON P, TAN T. Median life span of a cohort of National Institute for Health and Care Excellence clinical guidelines was about 60 months. J Clin Epidemiol, 2014, 67（1）: 52-55.

[15] CHEN Y, YANG K, MARUŠIC A, et al. A reporting tool for practice guidelines in health care: the RIGHT statement. Ann Intern Med, 2017, 166（2）: 128-132.

[16] 陈耀龙, 王小琴, 王琪, 等. 遵循指南报告规范提升指南报告质量. 中华内科杂志, 2018, 57（3）: 168-170.

[17] VERNOOIJ R W, ALONSO-COELLO P, BROUWERS M, et al. Reporting items for updated clinical guidelines: checklist for the reporting of updated guidelines（CheckUp）. PLoS Med, 2017, 14（1）: e1002207.

[18] VERNOOIJ R W, ALONSO-COELLO P, BROUWERS M, 等. 更新临床实践指南需要报告的条目：更新版指南的报告清单. 王丽琼，严毓倩，梁宁，等译. 中国中西医结合杂志，2017，37（5）：589-595.

[19] KOWALSKI S C, MORGAN R L, FALAVIGNA M, et al. Development of rapid guidelines: 1. Systematic survey of current practices and methods. Health Res Policy Syst, 2018, 16（1）: 61.

[20] CHEN Y, WANG C, SHANG H, et al. Clinical practice guidelines in China. BMJ, 2018, 360: j5158.

[21] QASEEM A, KANSAGARA D, LIN J S, et al. The development of clinical guidelines and guidance statements by the Clinical Guidelines Committee of the American College of Physicians: update of methods. Ann Intern Med, 2019, 170（12）: 863-870.

[22] MARTÍNEZ GARCÍA L, ARÉVALO-RODRÍGUEZ I, SOLÀ I, et al. Strategies for monitoring and updating clinical practice guidelines: a systematic review. Implement Sci, 2012, 7: 109.

[23] GOOSSEN K, BIELER D, HESS S, et al. An adapted 'Ottawa' method allowed assessing the need to update topic areas within clinical practice guidelines. J Clin Epidemiol, 2022, 150: 1-11.

[24] MACDONALD I, ALVARADO S, MARSTON M T, et al. A systematic review of clinical practice guidelines and recommendations for the management of pain, sedation, delirium and iatrogenic withdrawal syndrome in pediatric intensive care. Front Pediatr, 2023, 11: 1264717.

[25] ZHANG M, TANG J, HE Y, et al. Systematic review of global clinical practice guidelines for neonatal hyperbilirubinemia. BMJ Open, 2021, 11（1）: e040182.

[26] PATEL P, ROBINSON P D, VAN DER TORRE P, et al. Guideline for the management of fatigue in children and adolescents with cancer or pediatric hematopoietic cell transplant recipients: 2023 update. EClinicalMedicine, 2023, 63: 102147.

第十章

指南的评价与评级

第一节　指南评价

一、概述

近年来，临床实践指南（本章简称"指南"）的数量快速增长，越来越多相同或相似的指南被制订和发表。而这些指南在推荐意见方面存在一定的差异和冲突，医务人员在使用过程中面临诸多困惑。同时，在已发布的大量指南中，也可能存在低质量指南，不仅不能用于指导临床决策，还可能会误导临床医生，给患者带来伤害。因此，指南制订完成后对其质量进行全面、科学的评价，是实施指南前的必要环节。评价工具是评价体系的核心。2022 年有学者比较了各种类型的指南评价工具，并按照研发时间、适用人群、评价维度等对各个工具进行梳理，发现评价维度主要聚焦于方法学质量、报告质量及指南的可实施性或适用性等方面。

一般情况下，对某一领域相关或相似的指南进行系统地评价，更能全面、客观地呈现已发布指南的现状和差异。根据研究目的和内容，指南的系统评价主要分为以下 4 种类型：①关注某领域指南的方法学质量，如使用指南研究与评价（AGREE Ⅱ）工具进行质量评价；②关注某领域指南的报告质量，如使用医学实践指南报告清单（RIGHT）进行评价；③关注某领域指南的证据质量和推荐意见方向、强度及内容；④单纯对指南某部分内容进行调查和分析，如专家组构成、利益冲突、分级标准等。与经典干预性系统评价相比，指南系统评价开始时间相对较晚，方法仍在进一步完善中，但发展速度较快，涵盖内科学、外科学、妇产科学、儿科学、护理学、检验医学、口腔医学等多个领域，对我国指南制订者、临床医务人员和研究人员意义重大。本节内容主要对指南的方法学质量评价和报告质量评价进行详细介绍。

二、指南的方法学质量评价

（一）AGREE Ⅱ工具介绍

指南的方法学质量反映的是指南在制订过程中可能存在的偏倚风险，会影响使用者对指南内容可靠性的判断。目前国际上使用较为广泛的指南方法学质量评价工具是 AGREE Ⅱ，共有 23 个条目，涉及 6 个领域。评价时需要 2 ~ 4 人独立进行，根据指南内容给每个条目进行 1 ~ 7 的评分，1 分表示完全不符合该条目，7 分表示完全符合该条目，2 ~ 6 分表示指南内容不完全符合该条目，得分越高说明该条目符合程度越高。随后计算各领域得分，同时给出总体质量评分和是否愿意推荐使用该指南，选项包括是、是（修改后）及否。各领域得分可以采用标准化百分比表示，计算公式:（实际得分 – 最低可能得分）/（最高可能得分 – 最低可能得分）× 100%。标准化百分比越高，提示指南制订越符合 AGREE Ⅱ标准，质量越高。我国学者对 AGREE Ⅱ用户手册进行了翻译，包括条目说明、打分细则、如何查找信息，以及其他注意事项。除了针对指南方法学质量进行评价外，AGREE 工作组还研发了针对外科干预的 AGREE-S（surgical interventions）、针对指南推荐意见评价的新工具 AGREE-REX（recommendations）等。2018 年基于 AGREE Ⅱ，我国学者根据中国指南的特色，开发了 AGREE-China，其具有更好的适用性和可操作性。感兴趣的读者可登陆网站获取更加详细的使用教程（https://www.agreetrust.org /）。

（二）AGREE Ⅱ 条目及实例解析

本节以发表在 *European Journal of Pediatrics* 的 "Guidelines for the prevention and management of children and adolescents with COVID-19"（《儿童与青少年新冠预防与管理指南》）为例，对 AGREE Ⅱ 工具评价指南的 6 个领域和 23 个条目进行介绍。

领域一：范围和目标

条目 1：明确描述指南的总目的。
该指南得分：5 分
得分依据：应详细描述指南的目的，明确其对社会、患病人群及个人的潜在健康影响，并落实到具体的临床问题或健康主题。通常可以在绪论、范围、目的、背景中找到相关信息。该指南虽未在正文中明确提出总目标或目的，但在摘要提及 "This updated evidence-based guideline intends to provide clinicians, pediatricians, patients and other stakeholders with evidence-based recommendations for the prevention and management of COVID-19 in children and adolescents"，缺乏预期产生的益处或结果。

条目 2：明确描述指南涵盖的卫生问题。
该指南得分：6 分
得分依据：应详细阐述所涉及的卫生问题，建议以 PICOS（P：人群/患者，I：干预措施，C：对照/比较，O：结局指标，S：研究类型）的形式表述。通常可以在方法学、具体推荐意见或附件中找到相关信息。该指南在 "Recommendations" 部分根据 PICOS 原则，较为准确地定义了所涉及的卫生问题。

条目 3：明确描述指南的适用人群（患者、公众等）。
该指南得分：6 分
得分依据：应明确阐述所涵盖的目标人群，内容包括年龄、性别、临床症状、严重程度、分期和共病等，若有明确排除的人群，应加以说明。通常可以在方法学、背景或目的中找到相关信息。该指南提及 "The target population of the updated guideline is children and adolescents younger than 18 years old infected, or at risk of infection, by SARS-CoV-2"，描述较为充分。

领域二：参与人员

条目 4：指南开发小组包括了所有相关专业的人员。
该指南得分：7 分
得分依据：应明确阐述制订过程涉及的专业人员，内容包括姓名、学科/专业、机构、地理位置和在指南制订小组中的职责等。通常可以在方法学、致谢或附件中找到相关信息。该指南在 "Guideline working group" 详细描述了工作组的构成，并提供了附件。

条目 5：收集目标人群（患者、公众等）的观点和选择意愿。
该指南得分：5 分
得分依据：指南制订应考虑目标人群的意见。例如，让目标人群参与推荐意见投票或初稿评审；开展访谈或对文献进行系统评价。指南应详细阐述这一过程，并说明他们的意见如何影响指南的制订。通常可以在方法学中找到相关信息。该指南提及 "a patient partner group with two guardians of children and a child patient; The consensus group and patient representatives participated in two rounds of Delphi survey and voted for the preliminary recommendations and gave their comments"。但未说明如何总结和应用这些意见。

续表

条目6： 明确规定指南的适用者。

该指南得分：6分

得分依据： 应明确推荐意见的适用者，以便读者判断指南是否适合于他们。通常可以在方法学中找到相关信息。该指南提及 "The target audience includes clinicians, pediatricians, clinical pharmacists, general practitioners, nurses, and other health workers in general and children's hospitals, primary clinics, and communities worldwide, as well as families involved in the care of children with COVID-19"。

领域三：严谨性

条目7： 应用系统方法检索证据。

该指南得分：6分

得分依据： 应提供检索证据的完整策略，包括检索数据库、检索词和检索时间等。通常可以在方法学或附件中找到相关信息。该指南提及 "We performed for each question a systematic literature search of the WHO COVID-19 Database, MEDLINE（via PubMed）…and Wanfang from January 1, 2020, through July 13, 2022"。对于缺乏系统评价的临床问题，工作组制作了相应的系统评价，检索策略均可在已发表的全文中获取。

条目8： 清楚描述选择证据的标准。

该指南得分：6分

得分依据： 应提供纳入和排除证据的标准，包括目标人群、研究设计、对照、结局指标、语言等。通常可以在方法学或附件中找到相关信息。该指南提及 "Systematic reviews that met the requirements to answer our clinical questions were used directly; if such reviews were not found, we conducted new systematic reviews"。对于重新制作的系统评价，均可在已发表的全文中获取相关信息。

条目9： 清楚描述证据的强度和局限性。

该指南得分：7分

得分依据： 应明确说明通过何种方法判断证据质量和推荐强度。通常可以在方法学或具体推荐意见中找到相关信息。该指南提及 "We used the GRADE approach to rate the quality of evidence and the strength of recommendations. We also provided 'good practice statements（GPS）' proposed by the GRADE Working Group in our guideline"。

条目10： 清楚描述形成推荐意见的方法。

该指南得分：5分

得分依据： 应详细介绍推荐意见的形成方法及做出最终决定的过程，还应说明有争议的地方和解决争议的方法。通常可以在方法学中找到相关信息。该指南提及 "The consensus group and patient representatives participated in two rounds of Delphi survey and voted for the preliminary recommendations and gave their comments. Recommendations were taken to have reached a consensus when 70% of the voters agreed on the recommendation"，描述较为充分。

条目11： 形成推荐意见时考虑了对健康的益处、不良反应及危险。

该指南得分：6分

得分依据： 形成推荐意见时需要考虑对健康的益处、不良反应和危险，这些都应该作为证据在指南中进行阐述。通常可以在方法学或推荐意见中找到相关信息。该指南提及 "We drafted preliminary recommendations based on the evidence for each question, balance of benefits and harms, patients' values and preferences, and cost considerations"；同时在每条推荐意见中分为 "Evidence summary" 和 "Explanation" 两部分对可能的不良反应和危险予以较充分的说明。

条目 12：推荐建议和支持证据之间有明确的联系。 该指南得分：7 分 **得分依据**：每条推荐意见应与关键证据的描述和（或）参考文献相联系。该指南使用系统评价的证据回答每个临床问题，标记为参考文献，并形成证据概要表，标明证据等级，这些内容均可在已发表的全文中获取。同时对每条推荐意见分为"Evidence summary"和"Explanation"两部分进行阐述，描述充分。
条目 13：指南在发布前经过外部专家评审。 该指南得分：4 分 **得分依据**：指南在发布前应经过外部评审，需提供评审人员的名单、机构、评审方法，以及如何处理收到的反馈与建议。通常可以在方法学或致谢中找到相关信息。该指南提及"Two external experts reviewed the final draft guideline. The two chairs and one methodologist discussed feedback from the external reviews and revised the guideline based on their comments and suggestions"。
条目 14：提供指南更新的步骤。 该指南得分：7 分 **得分依据**：应提供详细的更新过程，包括具体方法、时间和周期等。通常可以在方法学中找到相关信息。该指南提及"The evidence synthesis group will systematically search for evidence on children with COVID-19 every 3 months. The trigger for updating or producing specific recommendations is based on the following criteria…"。

领域四：清晰性

条目 15：推荐意见明确不模糊。 该指南得分：7 分 **得分依据**：应明确阐述推荐意见在什么情况下、对何种人群适用。该指南在"Recommendations"部分详细呈现了所有推荐意见，并使用"suggest"或"recommend"说明针对的人群和拟达到的目的，内容明确不模糊。
条目 16：明确列出针对某一情况或卫生问题不同的选择。 该指南得分：5 分 **得分依据**：涉及临床筛查、预防、诊断或治疗时常存在不同的选择，指南应该明确提到这些可能的选择，以及各自适宜的人群或临床状态。该指南对于病情严重程度不同的 COVID-19 患者提出了适宜的治疗方案。
条目 17：容易识别重要的推荐意见。 该指南得分：7 分 **得分依据**：为便于读者查找，指南应尽可能对所有推荐意见突出显示、分类和汇总。如采用表格、流程图、加粗或下划线等方式。该指南不仅对所有推荐意见加粗显示，还在表 2 和图 1 中汇总呈现。

领域五：应用性

条目 18：指南描述了应用时的促进和阻碍因素。 该指南得分：3 分 **得分依据**：指南应用过程中可能存在某些促进或阻碍推荐意见实施的因素，在制订中应予以考虑并提出应对举措。通常可以在"指南传播/实施"章节或具体推荐意见中找到相关信息。该指南提及了一些促进和阻碍因素，例如"while the guideline can be used at different levels of healthcare facilities, some recommendations, such as those for HFNC or NIV, may be difficult to implement in resource-limited settings"，但并未说明收集方法等详细内容。

条目 19：指南提供应用推荐意见的方法和（或）工具。
该指南得分：3 分
得分依据：为利于指南的使用和推广，应提供配套的文件和建议。例如总结文件、流程图或教育材料等。该指南将所有推荐意见在图中汇总呈现。

条目 20：指南考虑了推荐意见应用时潜在的相关资源。
该指南得分：3 分
得分依据：要使指南的推荐意见得以应用，可能需要额外的资源投入。例如更多的专业人员、新的设备或昂贵的治疗药物。该指南提及 "We drafted preliminary recommendations based on the evidence for each question, balance of benefits and harms, patients' values and preferences, and cost considerations"，但并未说明是否进行经济学评价或开展更具体的调查。

条目 21：指南提供了监督和（或）审计标准。
该指南得分：3 分
得分依据：动态监测推荐意见的实施有助于指南持续推广使用。指南应提供具体的监督和审计标准，包括患者层面（如健康结局的改善）和医务人员层面（如知晓率和依从性）。本指南提供了评价标准，例如 "We suggest that antipyretics（ibuprofen or paracetamol）can be used to relieve fever and pain in children and adolescents with COVID-19; Although the short-term risks of adverse outcomes among children with myocarditis after mRNA vaccination were low, the long-term risks associated with myocarditis and pericarditis remain unknown"。

领域六：独立性

条目 22：赞助单位的观点不影响指南的内容。
该指南得分：7 分
得分依据：指南应提供资助来源，并说明其是否对推荐意见产生影响。通常可以在方法学或致谢中找到相关信息。该指南在 "Funding" 部分详细描述了资助，并说明 "The sponsors did not have any influence in the content of the guideline"。

条目 23：记载并公布指南开发小组成员的利益冲突。
该指南得分：7 分
得分依据：指南应明确声明每位成员是否存在利益冲突，并提供具体的收集、评估和管理方法。通常可以在方法学或致谢中找到相关信息。该指南在 "Declaration and management of conflict of interests" 进行了描述，在 "Competing interests" 部分进行了说明，还在附件中呈现了所有成员的利益冲突声明表。

三、指南的报告质量评价

（一）RIGHT 介绍

对指南方法学质量的判断，很大程度上依赖制订者在全文中对相关信息的呈现。因此，指南报告的规范性和完整性就显得尤为重要。国际实践指南报告规范 RIGHT 包括 7 个领域和 22 个条目，旨在为卫生政策与体系、公共卫生和临床实践领域指南的撰写提供指导。使用 RIGHT 评价指南的报告质量时建议

2 人一组独立进行，根据指南内容判断每个条目为"报告"或"未报告"，并计算每个条目的报告率、每个领域的报告率及所有条目的平均报告率。感兴趣的读者可登陆网站（http://www.right-statement.org）获取更加详细的解释。

（二）RIGHT 条目及实例解析

本节以发表在 *European Journal of Pediatrics* 的 "Guidelines for the prevention and management of children and adolescents with COVID-19"（《儿童与青少年新冠预防与管理指南》）为例，对 RIGHT 评价指南报告质量的 7 个领域和 22 个条目进行介绍。

领域一：基本信息

条目 1a： 能够通过题目判断为指南，即题目中应该出现类似"指南"或"推荐意见"的字眼。 该指南评价结果：报告 **评价依据：** 题目中出现 "Guidelines"。
条目 1b： 描述指南的发表年份。 该指南评价结果：未报告 **评价依据：** 题目中未描述指南的发表年份。
条目 1c： 描述指南的分类，即筛查、诊断、治疗、管理、预防还是其他。 该指南评价结果：报告 **评价依据：** 题目中出现 "prevention" 和 "management"。
条目 2： 对指南推荐意见进行汇总呈现。 该指南评价结果：报告 **评价依据：** 该指南对推荐意见在表 2 中汇总呈现。
条目 3： 为避免混淆，应对指南中出现的新术语或重要术语进行定义；如果涉及缩略语，应该将其列出并给出对应的全称。 该指南评价结果：报告 **评价依据：** 该指南有缩略语部分，见 "Abbreviations"。
条目 4： 确定至少一位通讯作者或指南制订者的联系方式，以便联系和反馈。 该指南评价结果：报告 **评价依据：** 该指南报告了通讯作者的联系方式，见 "Authors and Affiliations"。

领域二：背景

条目 5： 应描述问题的基本流行病学问题，比如患病率、发病率、病死率和疾病负担（包括经济负担）。 该指南评价结果：报告 **评价依据：** 该指南描述了基本的流行病学，见 "Introduction" 第一段和第二段。

条目 6：应描述指南的总目标和具体要达到的目的，比如改善健康结局和相关指标（疾病的发病率和病死率），提高生活质量和节约费用等。

该指南评价结果：报告

评价依据：该指南提及 "This updated evidence-based guideline intends to provide clinicians, pediatricians, patients and other stakeholders with evidence-based recommendations for the prevention and management of COVID-19 in children and adolescents"。

条目 7a：应描述指南拟实施的主要目标人群。

该指南评价结果：报告

评价依据：该指南提及 "The target population of the updated guideline is children and adolescents younger than 18 years old infected, or at risk of infection, by SARS-CoV-2"。

条目 7b：应描述指南拟实施的需特别考虑的亚组人群。

该指南评价结果：未报告

评价依据：这一信息应在背景或方法学中出现，而非具体的推荐意见部分。阅读后发现，该指南并未描述拟实施时需特别考虑的亚组人群。

条目 8a：应描述指南的主要使用者（如初级保健提供者、临床专家、公共卫生专家、卫生管理者或政策制定者）及指南其他潜在的使用人员。

该指南评价结果：报告

评价依据：该指南提及 "The target audience includes clinicians, pediatricians, clinical pharmacists, general practitioners, nurses, and other health workers in general and children's hospitals, primary clinics, and communities worldwide, as well as families involved in the care of children with COVID-19"。

条目 8b：应描述指南针对的具体环境，比如初级卫生保健机构、中低收入国家或住院部门（机构）。

该指南评价结果：报告

评价依据：该指南提及 "The target audience includes clinicians, pediatricians, clinical pharmacists, general practitioners, nurses, and other health workers in general and children's hospitals, primary clinics, and communities worldwide, as well as families involved in the care of children with COVID-19"。

条目 9a：应描述参与指南制订的所有贡献者及其作用（如指导小组、指南专家组、外审人员、系统评价小组和方法学家）。

该指南评价结果：报告

评价依据：该指南在 "Guideline working group" 和 "External review" 详细描述了工作组的构成。

条目 9b：应描述参与指南制订的所有个人，报告其头衔、职务、工作单位等信息。

该指南评价结果：报告

评价依据：该指南描述了指南制订者的个人信息，具体见附件中的表 1。

领域三：证据

条目 10a：应描述指南推荐意见所基于的关键问题，建议以 PICO（P：人群 / 患者，I：干预措施，C：对照 / 比较，O：结局指标）格式呈现。

该指南评价结果：报告

评价依据：该指南在 "Recommendations" 部分详细描述了所有的临床问题。

条目 10b：应描述结局遴选和分类的方法。

该指南评价结果：未报告

评价依据：全文中无相关信息。

续表

条目 11a：应描述该指南基于的系统评价是新制作的，还是使用现有已发表的。 **该指南评价结果**：报告 **评价依据**：该指南提及 "Systematic reviews that met the requirements to answer our clinical questions were used directly; if such reviews were not found, we conducted new systematic reviews"。
条目 11b：如果指南制订者使用现有已发表的系统评价，应给出参考文献并描述是如何检索和评价的（提供检索策略、筛选标准及对系统评价的偏倚风险评估），同时报告是否对其进行了更新。 **该指南评价结果**：报告 **评价依据**：该指南提及 "We performed for each question a systematic literature search of the WHO COVID-19 Database, MEDLINE (via PubMed)…and Wanfang from January 1, 2020, through July 13, 2022; We critically appraised the methodological quality of the publications using standard tools such as A Measurement Tool to Assess Systematic Reviews (AMSTAR) scale for systematic reviews"。
条目 12：应描述对证据质量评价和分级的方法。 **该指南评价结果**：报告 **评价依据**：该指南提及 "We used the GRADE approach to rate the quality of evidence and the strength of recommendations. We also provided 'good practice statements (GPS)' proposed by the GRADE Working Group in our guideline"。

领域四：推荐意见

条目 13a：应提供清晰、准确且可实施的推荐意见。 **该指南评价结果**：报告 **评价依据**：该指南在 "Recommendations" 部分详细呈现了所有推荐意见，并使用 "suggest" 或 "recommend" 说明了针对的人群和拟达到的目的，内容明确不含糊。
条目 13b：如果证据显示在重要的亚组人群中，某些影响推荐意见的因素存在重大差异，应单独提供针对这些人群的推荐意见。 **该指南评价结果**：报告 **评价依据**：该指南在部分推荐意见提到了重要的亚组人群。例如 "For MIS-C patients who have more severe initial clinical presentation…may be added because the combination therapy is more effective and causes only minor adverse events when used for a short period of time"。
条目 13c：应描述推荐意见的强度及支持该推荐的证据质量。 **该指南评价结果**：报告 **评价依据**：该指南在 "Recommendations" 部分提供了每条推荐意见的强度及支持该推荐的证据质量。
条目 14a：应描述在形成推荐意见时，是否考虑了目标人群的偏好和价值观。如果考虑，应描述确定和收集这些偏好和价值观的方法；如果未考虑，应给出原因。 **该指南评价结果**：报告 **评价依据**：该指南提及 "The consensus group and patient representatives participated in two rounds of Delphi survey and voted for the preliminary recommendations and gave their comments"。
条目 14b：应描述在形成推荐意见时，是否考虑了成本和资源利用。如果考虑，应描述具体的方法（如成本效果分析）并总结结果；如果未考虑，应给出原因。 **该指南评价结果**：报告 **评价依据**：该指南提及 "We drafted preliminary recommendations based on the evidence for each question, balance of benefits and harms, patients' values and preferences, and cost considerations"。

续表

条目 14c： 应描述在形成推荐意见时，是否考虑了公平性、可行性和可接受性等其他因素。

该指南评价结果：未报告

评价依据：全文中无相关信息。

条目 15： 应描述指南制订工作组的决策过程和方法，特别是形成推荐意见的方法（例如，如何确定和达成共识，是否进行投票等）。

该指南评价结果：报告

评价依据：该指南提及 "The consensus group and patient representatives participated in two rounds of Delphi survey and voted for the preliminary recommendations and gave their comments. Recommendations were taken to have reached a consensus when 70% of the voters agreed on the recommendation"。

领域五：评审和质量保证

条目 16： 应描述指南制订后是否对其进行独立评审，如是，应描述具体的评审过程及对评审意见的考虑和处理过程。

该指南评价结果：报告

评价依据：该指南提及 "Two external experts⋯reviewed the final draft guideline. The two chairs and one methodologist discussed feedback from the external reviews and revised the guideline based on their comments and suggestions"。

条目 17： 应描述指南是否经过了质量控制程序，如是，则描述其过程。

该指南评价结果：未报告

评价依据：全文中无相关信息。

领域六：资助和利益冲突声明及管理

条目 18a： 应描述指南制订各个阶段的资金来源情况。

该指南评价结果：报告

评价依据：该指南提及 "This work was supported by grants from the National Clinical Research Center for Child Health and Disorders (Children's Hospital of Chongqing Medical University, Chongqing, China), the Fundamental Research Funds for the Central Universities, and Chongqing Bayu Scholar program"。

条目 18b： 应描述资助者在指南制订不同阶段中的作用，以及在推荐意见的传播和实施过程中的作用。

该指南评价结果：未报告

评价依据：全文中无相关信息。

条目 19a： 应描述指南制订相关的利益冲突的类型（如经济利益冲突和非经济利益冲突）。

该指南评价结果：报告

评价依据：该指南提及 "The conflict of the above authors was not considered serious enough to affect guideline working group membership or participation in the updating process. All other authors declare no relevant conflicts of interest"。

条目 19b： 应描述对利益冲突的评价和管理方法及指南使用者如何获取这些声明。

该指南评价结果：报告

评价依据：该指南在 "Declaration and management of conflict of interests" 进行描述，并在附件中呈现了所有成员的利益冲突声明表。

领域七：其他方面

条目 20：应描述在哪里可获取到指南、相应附件及其他相关文件。 该指南评价结果：报告 **评价依据**：全文提供了"Supplementary Information"的获取途径。
条目 21：应描述当前实践与研究证据之间的差异，和（或）提供对未来研究的建议。 该指南评价结果：报告 **评价依据**：见"Suggestions for future research"。该指南提及"There is an urgent need for clinical trials on children with COVID-19. The research gaps for future research identified by the panelists are listed in Table 4"。
条目 22：应描述指南制订过程中的所有局限性（如制订小组不是多学科团队，或未考虑患者的价值观和偏好）及其对推荐意见有效性可能产生的影响。 该指南评价结果：报告 **评价依据**：该指南描述了制订过程中的局限性，见"Strengths and limitations"。

四、儿科指南方法学质量和报告质量评价现状

研究显示，儿科指南无论在方法学质量，还是报告质量方面，都需要进一步提升。2021 年有学者选取了儿科领域影响因子排名前 10 的期刊和 4 本综合性医学期刊（*The New England Journal of Medicine*、*The Lancet*、*The Journal of the American Medical Association*、*The BMJ*），对发表的 159 部儿科指南进行质量评价。结果显示，AGREE Ⅱ 的整体得分为 37.8% ± 12.4%，其中"范围和目标""清晰性"领域的分值较高，而"参与人员""严谨性""应用性""独立性"领域的分值均较低。RIGHT 的总体报告率为 46.4% ± 16.6%，其中"基本信息""背景"领域的报告率较高，"证据""推荐意见""评审和质量保证""资助和利益冲突声明及管理""其他方面"领域的报告率均较低。针对我国儿科指南方法学质量和报告质量评价的研究也得到了类似的结果。

第二节　指南的综合评价与评级

一、STAR 概述

尽管已有工具对指南的方法学质量和报告质量进行评价，但仍存在以下问

题：第一，现有的指南评价工具内容涵盖不够全面。无论 AGREE 还是 RIGHT，其条目未涉及指南的注册、计划书、适用性等方面，而这些内容对判断指南的可信度至关重要。大部分工具也缺乏严格的信度和效度验证。第二，目前对指南的评价大多是研究人员的自发行为，以评价本领域的指南为主，所开展的评价工作并不连续，评价人员未经过系统培训，评价的时间跨度也各不相同，无法进行比较。第三，评价的结果大多仅作为学术论文发表，并未对指南的制订者和使用者产生实质性影响。因此，研发一套更为全面的指南综合评价工具势在必行。

2020 年世界卫生组织指南实施与知识转化合作中心和中华医学会杂志社联合成立了多学科专家工作组，研发了指南科学性、透明性和适用性评级工具（STAR），包括 11 个领域和 39 个条目，定期对中国学者牵头制订并发表在学术期刊上的指南和共识进行综合评价。相较于既往的指南评价工具，STAR 在评价维度、指标权重、评价对象、评价效率、结果解读、评价人员、结果呈现、体系建设等方面，有了很大的提升，不仅给出每部指南和共识的评价分数和相对排序，形成总体评级报告，还发布了 TOP 300 指南和共识名单，以帮助使用者遴选高质量的指南和共识指导临床实践。

二、STAR 评级步骤

STAR 的评级步骤见图 10-1。评价人员阅读指南全文和提供的支撑材料，根据评分规则独立判断是否符合各条目，符合的条目选择"1"，部分符合的选择"0.5"，不符合的选择"0"。条目得分为条目赋值乘以条目分值，所有条目得分之和为该指南的评级得分，满分为 100 分。具体条目分值和分数设置详见《中华医学杂志》2022 年第 30 期《针对临床实践指南科学性、透明性和适用性的评级工具研发》。通过访问网站（https://www.star-guidelines.cn/）可获取 STAR 的详细情况。

1	系统检索中国专家牵头制订并于前一年度在学术期刊上发表的指南和共识
2	提取指南和共识的基本信息,包括学科、制订者、发表期刊、通讯作者及联系方式等
3	联系通讯作者和期刊编辑,收集指南和共识在制订、传播与实施过程中的相关材料
4	划定指南和共识的所属专业,分配至相应的专科委员会
5	对指南和共识的评级人员进行统一培训
6	参与评级的所有人员进行预实验,统一评级标准
7	每部指南或共识由 2 位相关专业人员独立进行评价,并核对评级结果
8	STAR 秘书处汇总评级结果,STAR 认证与质量控制委员会抽查评级结果,全面进行质量把关
9	STAR 秘书处确定评级结果并撰写报告,STAR 执行委员会审议和批准评级结果与报告
10	在国内外学术期刊发表评级结果及相关研究,所有评级数据纳入 STAR 网站

图 10-1 指南科学性、透明性和适用性评级工具(STAR)步骤

表 10-1 指南科学性、透明性和适用性评级工具(STAR)所需支撑材料清单

领域	支撑材料收集内容
注册	注册证明、注册平台和注册号
计划书	包含预期制订步骤、计划进度等内容
工作组	工作组的人员名单,包括姓名、单位、分组和相应分工等信息
利益冲突	利益冲突声明表:提供填写完成并已签署的利益冲突声明表
	利益冲突管理:利益冲突的收集、评估和处理方法
临床 / 卫生问题	收集:文献调研、用户调查、专家咨询等收集方法、过程和结果
	遴选:临床 / 卫生问题的遴选过程和遴选结果等
	解构:纳入临床 / 卫生问题的 PICO(P:人群 / 患者,I:干预措施,C:对照 / 比较,O:结局指标)形式或其他形式解构的结果

续表

领域	支撑材料收集内容
证据	文献检索：检索策略（数据库、检索式等）和结果
	文献纳入排除标准：文献的纳入排除标准和筛选的流程图
	证据评价：纳入研究的偏倚风险或方法学质量的评价结果
	证据概要表或证据体的证据质量分级结果：提供证据概要表，包含具体证据体的升降级理由，或者采用其他证据质量分级标准对证据体分级时，提供具体的分级理由
	系统评价：支持推荐意见的主要系统评价全文。如果是未发表的系统评价，则可提供系统评价的结果
推荐意见	共识过程：推荐意见达成共识的完整过程记录，包括达成共识的方法（德尔菲法、名义群体法、共识制订会议等）、进行了几轮共识、达成共识的标准、每一轮达成共识的推荐意见的数量和比例等
可及性	多平台发布：提供制订者授权其他平台发布的证明材料，如微信公众号、会议照片、指南文库、新闻媒体等
	多用户版本：提供其他用户版本（基层版、患者版和公众版等）指南的证明，如全文、计划书和注册备案信息等
	多形式发布：提供图片、视频等其他可视化形式的推荐意见

三、STAR 条目及实例解析

本节以 2022 年发表在 *European Journal of Pediatric* 的 "Guidelines for the prevention and management of children and adolescents with COVID-19"（《儿童与青少年新冠预防与管理指南》）为例，对 STAR 的 11 个领域和 39 个条目进行介绍。该指南在前期资料收集过程中并未提供补充材料，评价结果仅通过阅读指南发表的原文给出。

领域一：注册

条目 1：进行了注册。
该指南得分：1 分
得分依据：该条目仅需要阅读全文。指南提及 "We registered the guideline at the International Practice Guidelines Registry Platform（http://guidelines-registry.org/, registration No. IPGRP-2020CN101）"。

条目 2：提供注册的平台和注册号信息。
该指南得分：1 分
得分依据：该条目需要阅读全文和补充材料。指南提及 "We registered the guideline at the International Practice Guidelines Registry Platform（http://guidelines-registry.org/, registration No. IPGRP-2020CN101）"。

领域二：计划书

条目 3：撰写了计划书。
该指南得分：1 分
得分依据：该条目需要阅读全文和补充材料。指南提及 "We…and published the guideline protocol"。

条目 4：计划书能够在公开平台获取（譬如能在注册平台或网站获取到）。
该指南得分：1 分
得分依据：该条目需要阅读全文和补充材料。指南提及 "We…and published the guideline protocol"，并引用了发表的计划书。

领域三：资助

条目 5：说明了资助来源
该指南得分：1 分
得分依据：该条目仅需要阅读全文。该指南提及 "This work was supported by grants from the National Clinical Research Center for Child Health and Disorders (Children's Hospital of Chongqing Medical University, Chongqing, China), the Fundamental Research Funds for the Central Universitie, and Chongqing Bayu Scholar program"。

条目 6：说明了资助在指南制订中的作用。
该指南得分：0 分
得分依据：该条目仅需要阅读全文。阅读后发现指南并未说明上述资金在制订中的具体用途。

条目 7：说明指南推荐意见未受资助影响。
该指南得分：1 分
得分依据：该条目仅需要阅读全文。指南提及 "The sponsors did not have any influence in the content of the guideline"。

领域四：工作组

条目 8：说明了参与人员的机构。
该指南得分：1 分
得分依据：该条目需要阅读全文和补充材料。指南在 "Appendix 1 Table 1" 中描述了参与人员的详细信息。

条目 9：说明了参与人员的分组情况。
该指南得分：1 分
得分依据：该条目需要阅读全文和补充材料。指南在 "Guideline working group" 详细描述了工作组的构成，并提供了附件（见 Table 1）。

条目 10：说明了参与人员的职责。
该指南得分：1 分
得分依据：该条目需要阅读全文和补充材料。指南在 "Guideline working group" 详细描述了工作组的分工及其职责，并提供了附件（见 Table 1）。

条目 11：明确提出纳入除本专业以外的其他 2 个及 2 个以上专业人员。
该指南得分：1 分
得分依据：该条目需要阅读全文和补充材料。指南提及 "The updated panel comprised 18 specialties including pediatric respiratory medicine, pediatric infectious diseases, pediatric critical care medicine…and statistics"。

续表

条目 12：明确提出工作组包含方法学家或循证医学专家。

该指南得分：1 分

得分依据：该条目需要阅读全文和补充材料。指南提及工作组包括 "a chief methodologist 及 an evidence synthesis and evaluation group comprised of 20 members with experience conducting systematicreviews"。

领域五：利益冲突

条目 13：说明有无利益冲突。

该指南得分：1 分

得分依据：该条目需要阅读全文和补充材料。指南提及 "The conflict of the above authors was not considered serious enough to affect guideline working group membership or participation in the updating process. All other authors declare no relevant conflicts of interest"。

条目 14：提供详细的利益冲突管理办法。

该指南得分：1 分

得分依据：该条目需要阅读全文和补充材料。指南在 "Declaration and management of conflict of interests" 描述了利益冲突的管理办法，并在 "Appendix 1 Table 2" 与 "Appendix 2" 中呈现了所有成员的利益冲突声明表。

领域六：临床问题

条目 15：明确提出指南拟解决的临床问题。

该指南得分：1 分

得分依据：该条目需要阅读全文和补充材料。指南在 "Recommendations" 部分详细描述了所有的临床问题。

条目 16：说明了通过文献调研（指南、系统评价及原始研究）、用户调查或专家咨询收集临床问题。

该指南得分：1 分

得分依据：该条目需要阅读全文和补充材料。指南 "To identify a preliminary set of clinical questions, we first performed a systematic review of existing CPGs for managing COVID-19 in children and noted the research gaps they identified, as well as existing clinical trials for COVID- 19 in children. Second, we conducted semi-structured interviews with three experienced pediatricians"。

条目 17：说明了临床问题遴选的方法。

该指南得分：1 分

得分依据：该条目需要阅读全文和补充材料。指南提及 "Panelists used a seven-point Likert scale to rate whether each question should be included in the guideline. The guideline included clinical questions achieving high total scores without substantial dissent and approved by all steering group members"。

条目 18：临床问题以 PICO（P：人群 / 患者，I：干预措施，C：对照 / 比较，O：结局指标）形式解构。

该指南得分：1 分

得分依据：该条目需要阅读全文和补充材料。指南在 "Recommendations" 部分以 PICO 形式详细列出了所有临床问题。例如 "Clinical question 2：Should remdesivir be used to treat children and adolescents with COVID-19？"。

领域七：证据

条目 19：主要推荐意见有明确的参考文献。 该指南得分：1 分 **得分依据**：该条目仅需要阅读全文。该指南使用系统评价的证据回答每个临床问题，均标记为参考文献，相关内容可在已发表的全文中获取。
条目 20：说明了系统检索证据。 该指南得分：1 分 **得分依据**：该条目需要阅读全文和补充材料。指南提及 "We performed for each question a systematic literature search of the WHO COVID-19 Database, MEDLINE (via PubMed) …and Wanfang from January 1, 2020, through July 13, 2022"。对于缺乏系统评价的临床问题，工作组制作了相应的系统评价，检索策略均可从已发表的全文获取。
条目 21：说明了证据纳入排除标准。 该指南得分：1 分 **得分依据**：该条目需要阅读全文和补充材料。指南提及 "Systematic reviews that met the requirements to answer our clinical questions were used directly; if such reviews were not found, we conducted new systematic reviews"。对于重新制作的系统评价，均可在已发表的全文中获取相关信息。
条目 22：评价证据的偏倚风险或方法学质量。 该指南得分：1 分 **得分依据**：该条目需要阅读全文和补充材料。指南提及 "We critically appraised the methodological quality of the publications using standard tools such as …"。对于重新制作的系统评价，均可在已发表的全文中获取相关信息。
条目 23：对证据结果进行汇总分析。 该指南得分：1 分 **得分依据**：该条目需要阅读全文和补充材料。该指南对于每条推荐意见均提供了 "Evidence summary"，详细描述了研究证据的分析和汇总结果。
条目 24：说明了证据质量分级标准。 该指南得分：1 分 **得分依据**：该条目需要阅读全文和补充材料。指南提及 "We used the GRADE approach to rate the quality of evidence and the strength of recommendations. We also provided 'good practice statements (GPS) ' proposed by the GRADE Working Group in our guideline"。
条目 25：提供了证据总结表或分级依据。 该指南得分：1 分 **得分依据**：该条目需要阅读全文和补充材料。该指南使用系统评价的证据回答临床问题，详细内容均可在已发表的系统评价全文中获取。
条目 26：可追溯到系统评价全文。 该指南得分：1 分 **得分依据**：该条目需要阅读全文和补充材料。该指南使用系统评价的证据回答每个临床问题，均标记为参考文献，并可追溯到全文。
条目 27：列出了缺乏证据的临床问题，提供未来研究方向。 该指南得分：1 分 **得分依据**：该条目仅需要阅读全文。见 "Suggestions for future research"。该指南提及 "There is an urgent need for clinical trials on children with COVID-19. The research gaps for future research identified by the panelists are listed in Table 4"。

领域八：共识方法

条目 28：说明了推荐意见的共识方法（德尔菲法、名义群体法、共识制订会议等）。

该指南得分：1 分

得分依据：该条目需要阅读全文和补充材料。指南提及 "The consensus group and patient representatives participated in two rounds of Delphi survey and ⋯. Recommendations were taken to have reached a consensus when 70% of the voters agreed on the recommendation"。

条目 29：说明了如何基于证据质量以外的其他因素（经济学、患者偏好和价值观、利弊权衡、可及性、公平性、可接受性等）进行共识。

该指南得分：1 分

得分依据：该条目需要阅读全文和补充材料。指南提及 "We drafted preliminary recommendations based on the evidence for each question, balance of benefits and harms, patients' values and preferences, and cost considerations"。

条目 30：提供了完整的共识过程记录。

该指南得分：1 分

得分依据：该条目需要阅读全文和补充材料。指南提及 "The consensus group and patient representatives participated in two rounds of Delphi survey and voted for the preliminary recommendations and gave their comments. Recommendations were taken to have reached a consensus when 70% of the voters agreed on the recommendation"。

领域九：推荐意见

条目 31：明确列出了推荐意见，譬如以图表、放大或加粗字体、下划线等方式呈现。

该指南得分：1 分

得分依据：该条目仅需要阅读全文。该指南有明确可识别的推荐意见，并通过加粗显示。

条目 32：说明了每条推荐意见的推荐强度。

该指南得分：1 分

得分依据：该条目仅需要阅读全文。该指南在 "Recommendations" 部分提供了每条推荐意见的强度。

条目 33：提供了每条推荐意见的解释说明。

该指南得分：1 分

得分依据：该条目仅需要阅读全文。该指南对每条推荐意见都提供了 "Evidence summary" 和 "Explanation" 以详细描述。

条目 34：说明了推荐意见实施过程中的注意事项。

该指南得分：1 分

得分依据：该条目需要阅读全文和补充材料。指南在部分推荐意见 "Explanation" 中提到一些注意事项。例如 "However, mothers need to take appropriate protective measures（e.g., washing hands⋯）, especially those with severe COVID-19, admitted to ICU, or having a postnatal infection, who seem to have an elevated risk of SARS-CoV-2 positivity in their babies"。

领域十：可及性

条目 35：通过指南文库、会议、网络等多平台发布指南。

该指南得分：1 分

得分依据：该条目需要阅读全文和补充材料。该指南通过微信公众号、新闻媒体等方式发布。

条目 36：提供不同用户版本的指南。 该指南得分：0 分 **得分依据**：该条目需要阅读全文和补充材料。该指南未提供针对不同用户的版本。
条目 37：以图片、视频等其他形式发布指南或推荐意见。 该指南得分：0 分 **得分依据**：该条目需要阅读全文和补充材料。该指南未以图片或视频等其他形式发布。
条目 38：指南可被免费获取。 该指南得分：1 分 **得分依据**：该条目需要阅读全文和补充材料。该指南在期刊官网中可免费获取（https://link.springer.com/article/10.1007/s00431-022-04615-4）。

领域十一：其他

条目 39：提供指南的推荐意见路径图。 该指南得分：1 分 **得分依据**：该条目仅需要阅读全文。该指南在 "Fig. 1" 中对所有推荐意见进行汇总，形成路径图，有助于医务人员快速使用和进行临床决策。

四、儿科指南 STAR 评级现状

数据显示，2022 年我国共发表指南和共识 1477 部，其中儿科领域 96 部（包括 23 部指南和 73 部共识），仅 17 部提供了补充材料。采用 STAR 评价发现，2022 年度儿科指南的最高得分为 96.63 分，平均得分为 64.59 分，共识的最高得分为 63.18 分，平均得分为 28.05 分。整体得分率最高的领域是"推荐意见"，最低的领域是"计划书"。以下部分条目的达标率总体偏低，仍需重点提升：条目 4（计划书能够在公开平台获取）、条目 6（说明了资助在指南制订中的作用）、条目 14（提供详细的利益冲突管理办法）、条目 36（提供不同用户版本的指南）、条目 37（以图片、视频等其他形式发布指南或推荐意见）。指南科学性、透明性和适用性评级工具（STAR）儿科学专科委员会共有 27 部指南和共识入围"2022 年度 STAR 评级 Top 300"，其中，由重庆医科大学附属儿童医院牵头制订的"Guidelines for the prevention and management of children and adolescents with COVID-19"（《儿童与青少年新冠预防与管理指南》）获评最佳指南。感兴趣的读者可以查阅 STAR 官网获取更多资料和讯息。

参考文献

[1] Institute of Medicine（US）. Clinical practice guidelines：directions for a new program. Washington DC：the National Academies Press，1990.

[2] 孙雅佳，史乾灵，杨楠，等 . 临床实践指南综合评价的思考与探索 . 协和医学杂志，2023，14（1）：22-30.

[3] 陈耀龙，商洪才，杨克虎，等 . 指南的系统评价：是什么，为什么，怎么做 . 协和医学杂志，2020，11（3）：5.

[4] BROUWERS M C，KHO M E，BROWMAN G P，et al. AGREE Ⅱ：advancing guideline development，reporting and evaluation in health care. CMAJ，2010，182（18）：E839-E842.

[5] 韦当，王聪尧，肖晓娟，等 . 指南研究与评价（AGREE Ⅱ）工具实例解读 . 中国循证儿科杂志，2013，8（4）：4.

[6] CHEN Y，YANG K，MARUŠIC A，et al. A reporting tool for practice guidelines in health care：the RIGHT statement. Ann Intern Med，2017，166（2）：128-132.

[7] LIU E，SMYTH R L，LI Q，et al. Guidelines for the prevention and management of children and adolescents with COVID-19. Eur J Pediatr，2022，181（12）：4019-4037.

[8] 杨楠，赵巍，潘旸，等 . 针对临床实践指南科学性、透明性和适用性的评级工具研发 . 中华医学杂志，2022，102（30）：2329-2337.

[9] STAR 儿科学专科委员会 . 2022 年期刊发表中国儿科领域的指南和共识科学性、透明性和适用性评级 . 中华儿科杂志，2024，62（7）：631-635.

第十一章

指南的传播与实施

第一节 指南传播与实施概述

一、指南传播与实施的定义与意义

临床实践指南（本章简称"指南"）完成制订后，需要采取一系列措施将指南推荐意见快速应用到常规临床实践当中，以充分发挥其价值。这包括2个步骤：指南的传播与实施。指南的传播是指通过多种途径提高使用者对指南推荐意见的知晓和了解，而指南的实施则是制订和评估具体策略，改变使用者的行为，并使推荐的干预措施成为常规和可持续的临床实践。指南的传播与实施过程较为复杂，需综合考虑指南本身、社会环境、组织机构、利益相关者等多方面因素。有效的指南传播与实施策略，能够提高医疗保健水平和医疗质量，减少不同医疗机构和临床医生间临床实践水平的差异，并在降低医疗成本的同时，为政府、医疗主管部门和医疗保险机构的相关政策的制订提供依据。

二、指南传播与实施的现状

有研究显示在我国2019年期刊公开发表的226篇指南中，仅13篇（5.8%，13/226）报告了传播与实施相关内容，其中，10篇（76.9%，10/13）介绍了传播与实施策略，2篇（15.4%，2/13）描述了指南传播与实施的意义，1篇（7.7%，1/13）提出了指南实施的促进与阻碍因素。指南的传播与实施策略包括开展学术会议、使用多种媒体平台发布、学术期刊发表、开办推广专场、开展继续教育、发表多种版本、出版手册、发布至相关学术网站、发表为多种语言、发表解读类文章、召开发布会、简化推荐意见等。

尽管数量有限，但部分专注于指南制订的国际组织为促进指南的传播与实施开展了相关研究。其中针对儿童指南，苏格兰校际指南网络（SIGN）为促进《关于产前接触酒精的儿童和青少年指南》（SIGN156）的传播与实施，做出了相应的举措，详见框11-1和框11-2。

框11-1　儿童指南的传播示例

SIGN制订了英国第一部《关于产前接触酒精的儿童和青少年指南》（SIGN156）。该指南还为接受胎儿酒精谱系障碍（FASD）评估的个人提供了可下载的信息，并为临床医生提供了支持其对个人及其照护者评估的信息。为了提高人们对该指南的认识，制订者在社交媒体上对该指南进行了广泛报道，多家慈善机构转发了相应推文，其中包括英国全国胎儿酒精谱系障碍组织、苏格兰毒品论坛、酒精意识组织、英国FASD网络和英国苏格兰收养组织。SIGN让一位患有FASD的年轻人参与制作了一个视频动画，并将之发布在YouTube。通过展示FASD群体的故事来提高专业人士和公众对该疾病及指南推荐意见的认识。这种方法非常新颖，受众和传播范围均较广。

框11-2　儿童指南的实施示例

作为SIGN《青光眼指南》实施工作的一部分，SIGN制作了一张海报以突出对社区验光师的主要推荐意见。指南小组的一位患者代表参与了海报的设计和传播。

三、指南传播与实施的要求

指南制订的初始阶段，制订者就应该考虑到其传播和实施的问题，确保指南的目标受众、范围、格式、风格和措辞都与传播和实施计划相匹配。世界卫生组织（WHO）等众多指南制订者也对指南的传播和实施步骤作出了相应要求，如表11-1所示。

表 11-1　指南制订手册中有关指南传播与实施的步骤

手册制订组织	指南传播	指南实施
WHO[1]	• 在线出版 • 信息共享机构档案库存档 • 进行多语言翻译，特别是 6 种官方语言 • 期刊发表	• 召开多学科工作组会议，分析本地需求和优先顺序 • 确定潜在的阻碍与促进因素 • 明确可利用的资源与政治支持 • 通知实施相关的各级合作伙伴 • 设计实施策略
NICE[2]	• 将指南发表告知利益相关者 • 通过新闻通讯或公告在 NICE 发布 • 通过社交媒体（新闻稿或简报）发布 • 通过培训、讲座、会议及研讨会发布	• 基本情况与资源影响评估工具 • 可视化总结与快速推荐 • 患者决策辅助工具 • 与其他组织开展合作 • 其他可获得的支持工具
SIGN[3]	• 期刊发表指南摘要 • 获取强大的临床支持 • 举办会议、研讨会及教育活动 • 同时发布患者及护理版本指南	• 组建多学科实施团队，确定领导与合作者，明确利益相关者 • 确定指南实施前的基本情况 • 做好人员和环境准备 • 确定潜在障碍，采取有效方法 • 加强团队协作 • 定期评估进度并向团队反馈
中华医学会	• 制订机构官方网站在线发布 • 学术期刊出版 • 其他方式（如新闻发布会、通讯稿、学术会议及社交媒体等） • 通过中华医学会"分会"下面的"学组""协作组"，以及各个省的医学会，以专题形式对指南进行系统学习和应用	• 评估指南可实施性 • 制订指南实施计划 • 指南实施过程评价和监测 • 指南实施效果评估

注：① WHO，世界卫生组织；② NICE，英国国家卫生与临床优化研究所；③ SIGN，苏格兰校际指南网络。

　　指南的传播策略需根据目标受众（专业人员、患者和公众）的不同而有所差异。向专业人员传播指南的策略包括通过网络期刊在线发表、进行多语言翻译、举办教育会议（例如培训、讲座）和通过大众媒体发布信息等。面向患者和公众的指南传播，可以通过发布患者及公众版本指南、权威专家在社交媒体对指南进行简化解读等方式开展。国外还存在许多患者组织和慈善机构，可以通过其社交媒体、官方网站及参与相应的活动推广指南，促进患者和公众对指南的了解。

　　指南的实施主要在医疗保健提供者中开展，并且在指南制订的初期就应该对指南的实施予以考虑。指南实施的目的是通过研发相应的工具、文件或活动，以鼓励人们认识并使用指南。指南实施工具通常存在于指南文件或指南的补充资料中，是一类独立的信息或交互式的资料，可以是印刷版也可以是电子版，为使用者在实际应用指南时提供额外但更具有可操作性的指导。随着计算机技术的发展，将指南推荐意见、电子病例、患者偏好等多重信息整合形成的计算机决策支持系统，是指南实施的重要载体，并逐渐成为研究者关注的重点。

　　指南的传播与实施并非完全独立，两者通常同步开展并相互促进。完整、规范的指南传播与实施基于实施科学的理论基础，包含一系列的操作过程，整体步骤可综合概括为以下5点：①组建一个多学科的指南传播与实施团队，明确利益相关者及其职责；②评估临床实践与指南推荐意见之间的差距，识别实施中可能存在的问题；③确定当地指南传播与实施过程中的阻碍与促进因素，分析指南传播与实施所需的资源（包括人力资源、物资、财务和空间等）；④构建指南传播与实施的策略，并开展实施工作；⑤监测、评估和维持指南传播与实施的效果。

　　指南传播与实施过程中可能会遇到来自多个层面的阻碍，针对已明确的因素制订相对应的干预措施可提高目标人群对指南的依从性。常见的阻碍与促进因素分四类，包括指南本身、医务人员、患者和外部环境造成的阻碍与促进因素。指南本身的阻碍因素包括推荐意见不够清晰明确，可实施性不强，指南可信度不高，指南可及性较差等；促进因素包括提供指南实施工具（如执行总结、小册子），吸纳使用者参与指南制订、传播与实施、后效评估等。医务人员的阻碍因素包括对指南或推荐意见知晓率低，对指南或推荐意见不信任，缺乏实施推荐意见的资源（时间、知识、技能）等；促进因素包括对指南持积极的认可态度，具有良好的沟通反馈能力等。患者的阻碍因素包括对身体特征或自身疾病不了解，对指南或推荐意见不了解，对指南或推荐意见缺乏信心等；促进因素包括具有健康意识，理解不遵循指南或推荐意见的后果，具有遵循指南的兴趣或动机，获取良好的同伴支持与反馈等。外部环境造成的阻碍因素包括缺乏有效的领导或意见领袖，团队协作与沟通能力较差等；促进因素包括推荐意见与现行政策或制度相符，获取管理者或上级领导的支持等。

第二节　案例分析

目前，我国在指南的传播与实施领域尚处于起步阶段，为使读者全面了解指南传播与实施的过程，本节分别以荷兰布洛尔维尤儿童康复医院开展的"《儿科脑震荡护理动态指南》的传播策略"和复旦大学开展的"《婴儿先天性心脏病肠内营养循证护理实践指南》应用的实施性研究"为例，对指南传播与实施方法进行详细介绍。

一、指南传播案例分析

（一）背景

脑震荡是儿童和青少年的常见伤害，影响他们在家庭和学校的日常活动。尽管已有相关实践指南发布，但其发表的年代久远，证据需要更新。另外，广泛传播指南对于提升护理质量、增进患者整体健康和福祉仍然至关重要。综合知识传播（iKT）工具是促进指南传播的重要可行工具。因此，研究者对安大略省神经创伤基金会资助的 2014 年《诊断和管理小儿脑震荡指南》进行更新，制订《儿科脑震荡护理动态指南》（以下简称《动态指南》），并应用 iKT 方法，促进指南更广泛和有效地传播。

（二）研究内容与方法

1. 研究实施人员

该研究由 2 位具有儿科脑震荡研究和照护专业知识的临床专家（1 位儿科急诊医学医生和 1 位职业治疗师）及 1 个核心制订团队（该团队由 1 名指南制

订人员、具有实验心理学和行为神经科学专业知识的科学家和一名博士后研究员组成）共同领导。知识翻译（KT）专家（拥有健康相关学科的硕士学位，持有 KT 实践的高级证书，并具有将 KT 应用于儿科脑震荡的经验）负责知识翻译和动员工作。

2. 传播方案构建

（1）KT 规划研讨会

研究人员通过面对面会议的形式制订了共享和使用《动态指南》的计划，该计划包括 2 个部分。①传播规划：以知识传播框架为指导，邀请参会专家思考并回答"如何将《动态指南》有效地提供给医疗保健专业人员"，并基于收集到的反馈，构建传播计划；②准备实施计划：进一步利用小组活动激发创造性和批判性思维，并鼓励专家小组成员的积极参与。收集不同临床背景（包括初级保健医院、康复医院、初级保健社区、康复社区）的专家有关如何实施《动态指南》的见解，这些策略旨在帮助医疗保健专业人员改变行为，即用它来"开始、停止和（或）改变"他们对脑震荡的治疗方法。在回顾了相关场景后，每个小组都进行了头脑风暴，讨论"什么将帮助您明天使用本指南"。随后，各小组模拟了实施策略，并就实施战略的优先领域进行了大型小组讨论。

（2）知识板

知识板（即大型海报板）被用于刺激和促进传播工作。这些板子被放置在会议室外，并在研讨会期间，鼓励参与者使用便利贴，就以下问题提出他们的想法：①"我们应该与哪些组织、团体或协会分享指南？"②"您将如何与家长、教师和体育组织分享有关该指南的指导或信息？"这种方法不仅扩大了信息共享的渠道，还拓宽了对《动态指南》实施意见的收集范围，为专家小组成员提供了更广泛的参与机会。

（3）产品研发

研讨会和知识板成果随后被用来指导 KT 产品开发，以促进指南的传播并为其实施做准备。共生成了 3 种类型的 KT 产品：①卫生专业人员指南；②用于展示的幻灯片；③社区资源。详见表 11-2。

表 11-2　《动态指南》KT 产品

KT 产品	主题	目标受众	目标
指南	分享和使用诊断和管理小儿脑震荡的指南	医疗保健专业人员	1. 协助医疗保健专业人员分享指南 2. 协助医疗保健专业人员审查并优先考虑其实践相关的关键推荐意见 3. 促进在实践中使用该指南
幻灯片	共享指南幻灯片（简版和原版）	医疗保健专业人员	协助医疗保健专业人员以标准化的方式共享指南
社区资源	为患有脑震荡的儿童/青少年提供支持：从父母的角度	家庭成员、父母或照护者	1. 提高对脑震荡和《动态指南》的认识 2. 分享和积累有关脑震荡的知识 3. 使 KT 用户能够提供儿童/青少年可能需要的护理和支持
	为患有脑震荡的学生提供支持：从老师的角度	教育工作者	
	为患有脑震荡的儿童/青少年提供支持：从教练的角度	教练	
	《动态指南》家庭版	家庭成员、父母或照护者	总结患有脑震荡的儿童/青少年的家庭成员、父母或照顾者需要知道的最重要信息
	我患有脑震荡：我应该知道什么？	青少年	1. 提高对脑震荡和《动态指南》的认识 2. 分享和积累有关脑震荡的知识 3. 帮助青少年实现脑震荡康复
	我患有脑震荡：我如何回归校园生活？	青少年	1. 提高对脑震荡和《动态指南》的认识 2. 分享和积累有关脑震荡的知识 3. 帮助年轻人与学校和医疗保健专业人员一起制订返校计划

3. 执行传播计划

研究采取多种形式传播《动态指南》和相关 KT 产品，见表 11-3。

表 11-3　《动态指南》及相关 KT 产品的传播形式

活动类型	活动数量	用户类型	参与人数
研讨会（Seminar）	12	学生	457
演讲（Presentation）	3	临床专业人员	225
受邀演讲（Invited speaker）	9	医疗保健专业人员、教练、学生、研究人员、决策者	635
主题演讲（Keynote presentation）	3	医疗保健专业人员、律师、决策者、研究人员、教练、教师	500
在线会议（Webinar）	1	医疗保健专业人员、研究人员、管理员	150
利益相关者要求提供信息（Stakeholder request for information）	1	学校专业人士	未知
会议演讲（Conference presentation）	6	医疗保健专业人员、律师、社区成员、研究人员、患者代表	2490
会议工作坊（Conference workshop）	1	医疗保健专业人员、管理员、政府	200
工作坊（Workshop）	1	父母	35
磋商 / 利益相关者参与会议（Consultations /stakeholder engagement meetings）	4	家庭和青少年代表、高级医院管理层、研究人员、医疗保健专业人员	127
实践社群（Communities of Practice）	7	研究人员、医疗保健专业人员	225

注：传播时间范围为 2019 年 9 月—2020 年 3 月。

（三）小结

指南的传播并不能保证实践的改变，也不应该是事后的想法。然而，有效传播循证资源是在实践中吸收和使用证据的必要步骤。因此，传播规划应与指南制订同步进行，需要了解适当的理论、模型、框架和方法，并从不同的视角进行完善。

二、指南实施案例分析

（一）背景

营养不良在先天性心脏病（CHD）患儿中非常普遍。相较于儿科住院患儿，这些儿童的生长发育往往迟缓，低体质量和消瘦的发生率更高，尤以婴儿营养不良发生率最高。2019 年复旦大学循证护理中心发布了《婴儿先天性心脏病肠内营养循证护理实践指南》（以下简称《指南》），汇总了这一专科护理领域肠内营养管理的研究证据。为有效促进基于证据的婴儿 CHD 肠内营养方案在临床的实施，研究人员制订了相应的实施方案。

（二）研究内容与方法

1. 研究对象

研究依据 2013 年《WHO 实施研究指南》中关于实施研究的方法学理论，采用有效 – 实施混合研究方法，采用临床非同期前后对照研究设计，选择 2019 年 1 月—6 月和 2019 年 9 月—2020 年 2 月复旦大学附属儿科医院心脏重症监护室（CICU）收治的接受心脏手术治疗的 CHD 婴儿为研究对象。

目标人群需满足：经影像学和超声检查确诊为 CHD；接受心脏手术治疗；月龄 0 ～ 12 个月；患儿家长自愿参加研究并已签署知情同意书。排除非心脏疾病引起营养摄入不足的患儿；家长沟通存在障碍者。整个方案由研究期限内该中心正式在岗的所有医护人员，包括医生、护士和临床营养师实施。

2. 实施方法构建

（1）基于健康服务领域研究成果应用的行动促进框架（i-PARIHS）模式，邀请包括心外科与 CICU 的医生和高年资护士各 1 名及心外科与 CICU 护士长，共同对《指南》中最佳实践推荐的实施背景中的障碍因素和促进因素进行评估。

（2）基于 i-PARIHS 模式，根据实施背景评估结果，遵循 2013 年《WHO 实施研究指南》中关于实施策略的描述，制订了 4 个实施策略，分别为：传播策略、实施过程策略、整合策略、能力建设策略。①传播策略：通过召开工作会议明确相应工作内容，围绕《指南》展开解读和培训，根据目标受众（医务人员和患者）分别制订简版指南手册，同时开展围绕《指南》主题相关的学习与讨论，以提高利益相关者对指南推荐的理解与掌握。②实施过程策略：包括完善技术支撑、设备配置等内容，逐步实施干预措施，维持实施过程的日常开展，定期召开会议评估与分析实施过程，及时调整实施策略。③整合策略：构建质量控制系统、信息系统和教育培训系统，完善人力资源管理，为《指南》的顺利实施提供质量、数据和人才的保障。④能力建设策略：通过外派学习和内部"传帮带"形式，保障成员实施干预的能力和质量。

3. 实施措施

将《指南》中肠内营养方案制订、肠内营养方案实施、肠内营养的监测与评估的 26 条最佳实践推荐意见转化为具有可操作性的护理流程，并分别在入院至手术前、术后 CICU 期间、术后病房康复期、出院前期四个阶段进行干预。

（三）评价指标

1. 实施结局指标

结局指标包括：患儿住院期间体质量丢失（入院体质量与出院当天体质量的差值）与上臂围改变；出院前 1 天的血清白蛋白、前白蛋白水平；达到全量肠内营养的时间；肠内营养启动时间；肠内喂养中断次数。这些数据将分别在实施前阶段和实施后阶段由专人收集。此外，患儿的基线资料将在入院时收集。

2. 实施结果指标

采用实施结果变量测评表对实施结果进行量化评价，该工具来自 2013 年《WHO 实施研究指南》提供的对实施结果变量的描述工具。实施结果变量作为评价给定实施项目实际工作情况的指标，共包含 8 个方面，分别为可接受性、采纳性、适用性、可行性、保真度、实施成本、覆盖面和可持续性。"可接受性"指利益相关者对干预措施的认同；"采纳性"指尝试采用新干预措施的意图、初步决定或行动；"适用性"指干预在特定环境或特定目标受众中的适合度或相关性；"可行性"指在某一特定环境或组织中可以进行干预的程度；

"保真度"指按照原始计划或政策实施干预的程度;"实施成本"指实施策略的执行成本,实施的总成本还包括干预本身的成本;"覆盖面"指能够从干预中获益的人群范围;"可持续性"指在特定情况下维持或将干预制度化的程度。每个实施结果变量代表了实施研究的一个方面,根据每个方面所涵盖的相关因素进行细分,按 Likert 5 级评分法,完全不符合、基本不符合、部分符合、基本符合、完全符合分别计 1 ～ 5 分,评分越高表示实施策略越有效,临床干预措施在临床环境中的传播、实施和整合过程越顺利。

(四)研究结果

1. 婴儿 CHD 肠内营养实施结果

实施结果变量测评表回收结果显示,心脏专科医护人员对婴儿 CHD 肠内营养的实施可接受性、采纳性、适用性、可行性、保真性、实施成本、覆盖面和可持续性得分均在所有分数总和的 75% 以上;其中实施成本与可接受性两方面效果最佳,分别达到所有分数总和的 84.5% 与 86.7%,而采纳性及适用性两方面相对得分较低,分别达到所有分数总和的 79.2% 与 82.2%。

2. 婴儿 CHD 肠内营养实施的临床干预效果

实施前患儿组和实施后患儿组基线指标比较差异无统计学意义($P >$ 0.05)。实施后患儿出院前血清前白蛋白值高于实施前患儿,差异有统计学意义($P < 0.05$);实施前患儿住院期间体质量丢失值高于实施后患儿住院期间体质量丢失值,差异有统计学意义($P < 0.01$);肠内喂养中断次数在两组患儿中比较差异无统计学意义,实施后患儿组肠内营养启动时间早于实施前患儿组,但差异并无统计学意义。

(五)小结

该实施方案所采取的策略能有效改善医护人员在婴儿 CHD 肠内营养方面的实施行为,促进了基于证据的婴儿 CHD 肠内营养干预措施的临床实践。方案推动了心血管中心医护人员肠内营养观念与行为的转变，营造了有利于肠内营养实践开展的组织氛围，并为确保方案的持续实施创造了条件。

参考文献

[1] Institute of Medicine. Clinical practice guidelines we can trust. Washington DC：the National Academies Press，2011.

[2] 陈耀龙，史乾灵，赵俊强，等．从知到行：跨越指南理论与实践的鸿沟．协和医学杂志，2020，11（6）：746-753.

[3] 吕萌，罗旭飞，刘云兰，等．2019年期刊公开发表的中国临床实践指南文献调查与评价——传播与实施情况．协和医学杂志，2022，13（4）：673-678.

[4] Guidelines International Network. Using guidelines Dissemination of guidelines. https://g-i-n. net/toolkit/dissemination-of-guidelines.

[5] Guidelines International Network. Using guidelines Implementation of guidelines. https://g-i-n. net/toolkit/implementation-of-guidelines.

[6] WHO handbook for guideline development，2nd Edition. https://www. who. int/publications/i/item/9789241548960.

[7] National Institute for Health and Care Excellent（Great Britain）. Developing NICE Guidelines：the Manual. 2014. https://www. nice. org. uk/process/pmg20/chapter/introduction-and-overview.

[8] Scottish Intercollegiate Guidelines Network（SIGN）. SIGN 50：a guideline developer's handbook. 2019. https://www. sign. ac. uk/media/1050/sign50_2019. pdf.

[9] 陈耀龙，杨克虎，王小钦，等．中国制订／修订临床诊疗指南的指导原则（2022版）．中华医学杂志，2022，102（10）：697-703.

[10] 傅唯佳，顾莺，张立华，等.《婴儿先天性心脏病肠内营养循证护理实践指南》应用的实施性研究．中国实用护理杂志，2022，38（36）：2811-2818.

[11] PROVVIDENZA C，KINGSNORTH S，DAWSON J，et al. Applying knowledge translation frameworks，approaches and principles to co-create a dissemination plan：optimizing the spread of a pediatric concussion guideline. Journal of Concussion，2022：6

第十二章

儿科患者与公众指南

第一节　患者与公众指南概述

一、定义与作用

患者与公众指南（PVG），也称为患者与公众版指南、患者指南、患者版本指南等，指的是"将面向医务人员制订的指南中的内容，转化成患者和公众更容易理解和使用的一种指导性文件"。随着其不断发展，有学者认为其定义是"在循证医学理念的指导下，以患者与公众关注的健康问题为中心，以当前可获得的最佳证据为基础，制订的适合患者与公众使用的指南"。但不论何种定义，其作为一种特殊类型的指南，可以发挥帮助患者与公众获取疾病知识、为患者与公众进行医疗决策提供支持、提高患者对治疗的依从性、促进医患沟通及提高公众健康素养等作用。

二、患者与公众指南和临床实践指南的区别与联系

患者与公众指南和临床实践指南之间既有区别也有联系，两者的核心内容均为推荐意见，但使用人群不同，因而在制订方法、呈现方式等方面也存在差异，详见表 12-1。

表 12-1 患者与公众指南和临床实践指南的比较

项目	患者与公众指南	临床实践指南
使用人群	患者及家属、照护者、公众、新闻媒体从业人员等	医务人员和相关医疗卫生决策者
制订方式	直接制订；改写制订	直接制订；改编
语言	通俗、易懂	专业、精准
篇幅与风格	长度适中，风格多元	篇幅较长，严肃
传播载体	书籍、网页、宣传手册、图谱、视频、音频等	期刊、书籍、网页等
关注疾病	发病率较高，覆盖人群广，病程发展缓慢，一般可通过日常行为干预改善临床结局的疾病	几乎覆盖所有疾病
制订者	临床专家、指南方法学专家、患者或公众代表等共同参与	以临床专家和指南方法学专家为主
临床问题	以患者和公众关注的问题为主	以临床一线工作者关注的问题为主
证据	临床实践指南、专家共识、系统评价和原始研究[①]	系统评价和原始研究
推荐意见	主要为患者关注或者患者和医生可讨论的推荐意见	推荐意见的范围不受限制
报告与撰写	遵循 RIGHT-PVG[②]	遵循 RIGHT[③]

注：①系统评价和原始研究是否作为证据建议根据专家组的规模进行判断；② RIGHT-PVG，患者与公众指南报告清单；③ RIGHT，医学实践指南报告清单。

三、发展现状

（一）国际现状

芬兰、德国、英国、美国等多个国家和国际指南协作网（GIN）等国际组织均非常关注和重视患者与公众指南。早在 1997 年，芬兰发布了第一个适用于芬兰的患者与公众指南。德国肿瘤学指南计划项目（GGPO）要求所有临床实践指南提供患者与公众版本；英国国家卫生与临床优化研究所（NICE）和苏格兰校际指南网络（SIGN）及美国国家综合癌症网络也在持续制订患者与公众指南。

近年来，患者与公众指南的方法学在不断地改进和完善，其数量也在不断增加。2012 年 GIN 发布了患者与公众参与指南的公共工具包（G-I-N Public Toolkit：Patient and Public Involvement in Guidelines），并分别于 2015 年和

2021 年进行更新，旨在帮助患者与公众指南利益相关者进一步了解患者与公众指南的内容、证据质量和推荐强度、呈现方式等方面。然而，包括指南制订者在内的患者与公众指南利益相关者对患者与公众指南的认知度仍有待提高，此外，针对患者与公众指南的传播与实施策略及质量评价等问题仍在研究中。

（二）国内现状

尽管患者与公众指南在国内处于起步和发展阶段，但近年来已逐渐受到中国学者越来越多的关注和重视。数量方面，截至 2023 年 12 月 31 日接近40 部患者与公众指南在国际实践指南注册与透明化平台（PREPARE）（http://guidelines-registry.cn/）进行了注册，10 余部患者与公众指南通过学术期刊发表，其中包括儿童青少年近视、儿童咳嗽等主题的儿科患者与公众指南，详见表12-2；同时，也不断有患者与公众指南的相关学术论文发表，主题包括中医药领域患者与公众指南、患者与公众指南报告规范的研发等。此外，为探索患者与公众指南在中国的发展道路，世界卫生组织指南实施与知识转化合作中心联合国内多家机构正在筹建患者与公众指南联盟，并于 2021 年举办了首届患者与公众指南方法学研讨会，提出了"倡导患者与公众指南的循证制订""加大患者与公众指南的方法学研究"等"促进患者与公众指南在中国发展的倡议"。

表 12-2　中国儿科领域的患者与公众指南

序号	指南题目	发表时间	制订机构	发表期刊	关注主题
1	《中医药防控儿童青少年近视指南（学生与家长版）》	2021	中华中医药学会眼科分会	《中国中医眼科杂志》	儿童青少年近视
2	《中国儿童咳嗽指南（2021 患者版）》	2021	中华医学会儿科学分会临床药理学组等	《儿科药学杂志》	儿童咳嗽
3	《中国儿童消化道异物管理指南（患者与公众版，2022）》	2022	中华医学会消化内镜学分会儿科协作组等	《中国实用儿科杂志》	儿童消化道异物
4	《〈儿童难治性癫痫生酮饮食治疗患者指南〉的构建》	2023	专家组	《中华现代护理杂志》	儿童难治性癫痫

第二节 患者与公众指南的制订

目前，患者与公众指南的制订方法主要分为两种，即直接制订和改写制订。前者指的是按照临床实践指南的制订流程，对部分制订环节进行修改和调整后制订患者与公众指南。后者指的是把某一部已发表临床实践指南中的推荐意见表述进行修改，改写为患者与公众可以理解的内容，从而形成患者与公众指南。以下是关于两种方法的介绍。

一、直接制订患者与公众指南

该方法在患者与公众指南制订规划阶段就考虑患者与公众意愿，即邀请患者与公众参与指南范围确定和临床问题调研等，确保指南是以患者与公众这一目标人群为导向，从而满足患者与公众对疾病知识的实际需求。然而该方法制订周期较长，所需经费及人力较多。直接制订患者与公众指南的一般流程见图 12-1。

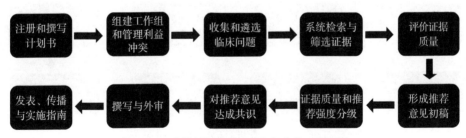

图 12-1 直接制订患者与公众指南的一般流程

国内大部分患者与公众指南都是直接制订，如儿科领域的《中国儿童消化道异物管理指南（患者与公众版，2022）》。但不同患者与公众指南在纳入文献类型方面存在差异。目前，患者与公众指南纳入文献包括临床实践指南、专家共识、系统评价 /Meta 分析和原始研究的不同组合。原则上，患者与公众指南的内容应与临床实践指南的内容保持一致，从而避免患者与公众和临床医生因接收到不同的知识而产生分歧，因此将高质量临床实践指南和专家共识作为证据尚不存在争议。然而是否可以将系统评价/Meta分析或者原始研究作为证据形成推荐意见，目前专家们的观点仍不一致。有学者认为需要考虑指南工作组专家的规模，若患者与公众指南的工作组按照临床实践指南的要求组建，则可尝试将系统评价/Meta分析或者原始研究作为证据，形成相应的推荐意见。

二、改写制订患者与公众指南

该方法制订周期较短，可以较快形成患者与公众指南。将已发表的临床实践指南转换为患者与公众指南，亦是临床实践指南传播与实施的重要方式。然而，临床实践指南在遴选临床问题时可能未充分考虑患者与公众的观点与意愿，可能导致改写后的患者与公众指南不能全面解答患者与公众的共性疑惑。基于SIGN指南制订手册中对患者与公众指南制订方法的介绍及部分中国学者的制订实例，有学者对改写制订患者与公众指南的制订流程进行了总结，详见图12-2。

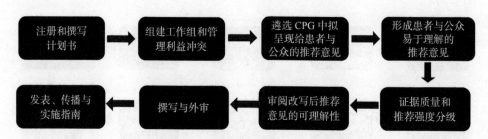

注：CPG，临床实践指南（Clinical practice guidelines）。

图12-2　改写制订患者与公众指南的一般流程

国内使用该方法制订的患者与公众指南数量较少，如《中国儿童咳嗽指南（2021患者版）》。通过该方法制订患者与公众指南，需在源临床实践指南制订时同步规划患者与公众指南的制订工作。由于国内指南制订者对患者与公众指南的认知度较低，通过此类方法制订的患者与公众指南数量较少。

三、直接制订与改写制订方法的异同

上述两种方法存在相同之处，也存在不同。不论何种方法，制订过程的利益冲突管理及制订后的传播与实施均十分重要。但不同方法在资源投入方面有较大差别，直接制订可能在各个方面均需要较多的资源。除此之外，两种方法在临床问题、证据等方面均存在差异，详见表12-3。

表 12-3 直接制订与改写制订方法的异同

制订环节	直接制订	改写制订
注册与撰写计划书	制订初期完成	制订初期完成
组建专家组和管理利益冲突	组建新的专家组，需要纳入患者与公众代表，同时对利益冲突进行管理	在原有专家组的基础上招募患者与公众代表，同时对利益冲突进行管理
临床问题	邀请患者与公众参与临床问题收集和遴选	来源于源指南
证据	全面检索证据，可将不同临床实践指南和专家共识中的推荐意见、系统评价和原始研究结果作为证据	来源于源指南
推荐意见	基于证据形成易于理解的推荐意见，并对推荐意见达成共识	沿用源指南中的推荐意见，但需调整表述
证据质量分级和推荐强度分级	对每条推荐意见的证据质量和推荐强度进行分级，采用患者与公众易于理解的符号表示	沿用源指南中每条推荐意见的证据质量和推荐强度分级，采用患者与公众易于理解的符号表示
撰写	遵循 RIGHT-PVG[①]	遵循 RIGHT-PVG[①]
外审	需要（确保推荐意见内容和表述准确）	需要（确保改写后的推荐意见内容相较于源指南未改变）

注：① RIGHT-PVG，患者与公众指南报告清单。

儿科患者与公众指南相较于其他专科领域，在制订、传播和实施方面均具有特殊性。其使用者既包括有阅读或认知能力的患儿，又包括患儿父母或监护人及其他公众。其中，患儿作为特殊的群体，可能因年龄因素对事物的认知不完全或不准确，或者无法清晰表达自己的观点，因而在组建专家组的过程中，也可招募患儿父母或监护人作为患者与公众代表，参与指南制订过程中的指南范围确定、临床问题收集和遴选、推荐意见的可理解性调研等过程。此外，在儿科患者与公众指南的传播与实施过程中，需要考虑儿科患者这一指南使用者

的特殊性，可针对性地丰富患者与公众指南的形式，如形成漫画、动画或将其融于游戏等。同时，也需将患者与公众指南传播与实施的场所扩大至学校、社区等。

四、患者与公众指南制订方法的选择

直接制订和改写制订两种方法各有利弊，在选择具体的制订方法时，除考虑前文提及的内容外，还需要考虑：①患者与公众指南的主要目的。若为促进临床实践指南的传播与实施，则可考虑选择"改写制订"；若为解决患者关注的疾病相关问题，则可考虑选择"直接制订"。②患者与公众指南的发起方。非源指南制订者采用"改写制订"方法可能存在知识产权等问题，建议在规划阶段与源指南制订者进行充分沟通。

五、患者与公众指南的撰写

RIGHT 工作组为规范患者与公众指南的撰写与报告，于 2021 年推出了患者与公众指南报告清单（RIGHT-PVG），该清单由 4 个领域的 17 个条目构成，具体见表 12-4。

表 12-4　患者与公众指南报告清单

主题	条目
基本信息	
1 题目/封面/版权	1.1 题目明确报告为患者与公众指南
	1.2 题目报告患者与公众指南的主题
	1.3 题目、封面或版权声明中报告发表年份和版本
2 联系信息	2.1 提供制订者的联系信息
3 总结	3.1 提供推荐意见总结
背景	
4 目标主题的介绍	4.1 介绍目标疾病，按照相关性可包括定义、危险因素、症状、分期分型、并发症和流行病学信息等
	4.2 介绍相应的管理、预防或诊断方案
5 目的、范围和使用者	5.1 报告目的、范围、预期用途和使用者
6 指南资源链接	6.1 提供源指南的参考文献或链接

续表

主题	条目
推荐意见	
7 推荐意见	7.1 清晰报告推荐意见内容：①目标人群或疾病；②推荐的治疗或管理方式；③患者关注的潜在利弊；④应用环境
	7.2 报告源指南中提及的处理不良反应的方案（如果有）
	7.3 报告源指南中的患者自我管理方案（如果有）
8 证据质量分级和推荐强度分级	8.1 报告证据质量分级和推荐强度分级，建议采用简单明了的形式呈现
其他信息	
9 问题咨询	9.1 建议提供患者向医生咨询问题的清单
10 术语和缩略语	10.1 提供术语和缩略语清单
11 资金	11.1 报告源指南和患者与公众指南的资金资助情况，其在制订过程中的作用及是否对指南制订产生影响
12 利益冲突	12.1 以患者和公众都能理解的格式报告患者与公众指南和源指南制订者的利益冲突和利益冲突管理办法

第三节　案例分析

本节以两部较高质量的儿科患者与公众指南为例——《中国儿童消化道异物管理指南（患者与公众版，2022）》和《中国儿童咳嗽指南（2021 患者版）》，详细对"直接制订"和"改写制订"两种方法进行解读。

一、《中国儿童消化道异物管理指南（患者与公众版）》

为向儿童家长、照护者及公众普及儿童消化道异物相关知识，提供有效可行的儿童消化道异物预防和应对措施，2021 年 4 月中华医学会消化内镜学分会儿科协作组牵头，联合中国医师协会内镜医师分会儿科消化内镜专业委员会、患者与公众指南联盟和国家儿童区域医疗中心（西北）暨西安交通大学附属儿童医院，共同发起《中国儿童消化道异物管理指南（患者与公众版，2022）》的制订工作。该部患者与公众指南采用了"直接制订"方法，全面收集和回答了患者与公众所关注的临床问题。

（一）规划与评估

该指南综合考虑疾病负担、证据情况、指南可能带来的效益等因素后，初步确定了选题，随后制作了儿童消化道异物指南系统评价。该领域存在多部临床实践指南，但尚未发表患者与公众指南，从而确定指南选题。最后从人力、财力方面进行评估，对指南制订、撰写、传播与实施等方面进行考虑和规划，认为工作组有能力高质量完成指南的制订及传播实施工作，从而启动了指南的制订。

（二）注册与撰写计划书

该指南在国际实践指南注册与透明化平台（PREPARE）进行了注册（IPGRP-2021CN102）。同时，撰写了详细的制订计划，并将其在《中国实用儿科杂志》公开发表。

（三）工作组组建

该指南共设置 7 个工作小组，各小组的名称、组成及职能见表 12-5。

表 12-5　制订工作组构成及职能

工作小组	组成	职能
首席专家	3 人。1 位首席临床专家和 2 位首席方法学专家	（1）首席临床专家是指南的总负责人，对指南的内容负责；（2）首席方法学专家对指南进行顶层设计，对指南全程进行质量控制，对指南的方法学负责；（3）首席专家对指南工作组成员的利益冲突进行管理
专家委员会	21 人。由临床专家、方法学家、疾病预防控制中心相关人员，以及法律界和新闻媒体界等领域的人员组成	（1）组建指南工作组；（2）批准指南制订计划书；（3）指导确定指南的适用人群、主题和范围；（4）指导并监督本指南制订方法和流程；（5）指导、监督证据检索、评价和审核证据总结表；（6）审核、修订指南全文和处理外审意见；（7）批准指南发布
秘书组	9 人。由儿科临床医生和指南方法学专家组成	（1）起草指南计划书，完成指南注册；（2）收集、遴选和解构临床问题；（3）组织指南制订过程中的相关会议；（4）完成指南外审协调事宜；（5）记录指南制订全过程；（6）协调各组的其余相关事宜
证据评价组	10 人。由具有循证医学背景且证据检索经验丰富的人员组成	（1）完成文献检索和筛选及证据分级；（2）撰写证据总结表；（3）协助秘书组处理指南制订过程中与证据相关的问题

续表

工作小组	组成	职能
患者与公众组	20人。包括10位患者/监护人和10位公众，其中公众包括幼儿、小学及初中教师、校医、疾控工作人员和律师等	（1）参与确定指南范围，包括指南的传播与实施方式；（2）参与临床问题的收集和遴选；（3）完成患者与公众价值观和偏好调查；（4）评估推荐意见的可理解性
共识组	31人。由临床医生、疾控工作人员、期刊编辑和公众代表（律师和媒体工作者）组成	（1）对推荐意见进行投票和共识；（2）评估推荐意见的可理解性（患者与公众代表）
外审组	4人。由未直接参加本指南制订的临床专家组成	（1）对指南初稿进行审核，提出修改意见和建议，并将其反馈于秘书组

（四）临床问题的收集、遴选与确定

该部指南在回顾现有指南的基础上，通过咨询一线儿科、消化科和急诊科的临床医生、患儿家属和公众，共收集和整理出28个临床问题，并邀请患儿家属和公众参与临床问题的重要性评分。最后，秘书组成员和部分专家基于临床问题重要性调研结果，初步确定了12个拟解决的临床问题，并提交给专家委员会审核，经批准后，将其最终确定为本部指南的临床问题。

（五）证据检索与评价

证据评价组成员检索了MEDLINE（Via PubMed）、Embase、Web of Science、中国生物医学文献服务系统、中国知网和万方数据知识服务平台，纳入了临床实践指南、专家共识、系统评价/Meta分析及随机对照试验、队列研究、病例对照研究等原始研究。同时，检索了IGL和CMA Infobase等指南数据库或发布平台、UpToDate和DynaMed等综合型循证医学数据库和百度学术。对检索到的文献使用EndNote文献管理软件进行筛选，确定儿童消化道异物相关文献。文献检索与筛选过程由两名成员背对背进行。

在证据评价前，先在纳入文献中确定可以支持每个临床问题的文献，选用文献的顺序依次为临床实践指南、专家共识、系统评价/Meta分析、随机对照试验、队列研究、病例对照研究、病例系列研究和其他。最后，使用适用于不

同研究类型的偏倚风险评价工具对纳入研究进行评价，如用临床指南研究与评价（AGREE Ⅱ）工具评价指南方法学质量，用系统评价偏倚风险评价工具（AMSTAR 2）评价 /Meta 分析方法学质量。

（六）证据质量和推荐强度分级

患者与公众指南尚无广泛使用的证据质量和推荐强度分级方法，为便于患者与公众理解，本部指南在全文中仅呈现了推荐强度分级，未呈现证据质量分级（但在德尔菲调查环节注明了每条推荐意见基于的证据类型）。在呈现推荐强度时用 ☺ 表示，☺ 越多，代表推荐强度越高。推荐强度根据每条推荐意见的共识度进行划分，共识度≥ 80% 且＜ 90%，推荐强度为 ☺；共识度≥ 90%且＜ 100%，推荐强度为 ☺☺；共识度为 100%，推荐强度为 ☺☺☺。

（七）形成推荐意见

指南指导委员会、秘书组、证据评价组基于每个临床的现有证据，在考虑患者偏好与价值观及资源的可及性等基础上，形成了初步的推荐意见和推荐依据。通过两轮德尔菲调查后，形成的 27 条推荐意见全部达成共识（示例见表12-6）。此外，为确保患者可以理解每条推荐意见，在进行第一轮德尔菲调查的同时，对患儿家属和公众进行了推荐意见的可理解性调研。结果显示，在第一轮调研过程中达成共识的 26 条推荐意见的可理解性均超过 80%。

表 12-6　《中国儿童消化道异物管理指南（患者与公众版，2022）》部分临床问题与推荐意见

临床问题	推荐意见
1 如何判断儿童是否误吞异物？	1.1 若儿童自述误吞异物，或家长目击儿童有异物吞入，且异物尚未排出，不论是否出现症状，均可认为儿童误吞异物。☺☺ 1.2 若无明确异物误吞史，但儿童出现不明原因的刺激性咳嗽、异物感、咽喉部疼痛等呼吸系统症状或吞咽困难、恶心、呕吐、流涎、腹痛等胃肠道症状时，应警惕儿童存在的误吞异物的可能。☺☺☺
2 儿童误吞异物后是否需要去医院就诊？	2.1 儿童误吞异物后需要去医院就诊。☺☺ 2.2 明确或怀疑儿童误吞异物后，推荐尽快去医院就诊；若儿童误吞的是高危异物（如纽扣电池、尖锐物品、多枚磁性异物或单枚磁性异物合并金属），推荐立即去医院就诊。☺☺☺

续表

临床问题	推荐意见
3 儿童去医院之前需要准备什么？	3.1 明确或怀疑儿童误吞了异物，推荐给儿童禁饮食。☺☺☺ 3.2 对于明确误吞了纽扣电池的儿童，建议早期（1～2 小时内）少量多次喂食蜂蜜，但不应因喂食蜂蜜而延迟就诊。☺☺☺ 3.3 家长需要携带身份证、医保卡、就诊卡及转诊单（如有）和前期检查单（如有）；若有误吞的相同或者同类物品，建议一同携带。☺☺☺

（八）指南的撰写与批准

指南秘书组参考 RIGHT-PVG 撰写了指南全文，并交由外审组进行评审。秘书组和证据评价组就外审专家意见对指南初稿进行修改（未改动推荐意见内容），形成指南终稿，交由专家委员会审批通过后，对指南进行投稿。

（九）指南的传播与实施

该指南于 2022 年 6 月在《中国实用儿科杂志》发表。指南发表后，"中国实用儿科杂志"微信公众号对指南全文进行推送，"医学界儿科频道"微信公众号对指南进行解读。此外，指南制订团队联合"知麻糖"漫画制作了漫画版本的指南，并在"协和医学杂志"微信公众号和"西安市儿童医院"微信公众号发布。指南制订团队成员也通过学术会议对该指南进行介绍和发布。

（十）优势与不足

该部患者与公众指南参照现有的患者与公众指南相关方法学文章和手册进行制订，收集了患者与公众关注的问题，并基于证据形成了相应的推荐意见，但仍存在以下不足：考虑到本部指南的使用者为儿童看护人和家属，为便于其理解，未采用临床实践指南中使用的证据质量分级和推荐强度分级方式，当前的推荐强度分级和呈现方式可能存在不妥；本部指南在发表时，内容仍以文字为主，可能在清晰性和阅读体验方面仍需进一步改进；另外，本部指南在篇幅上相对较长，可能会阻碍传播与实施。

二、《中国儿童咳嗽指南（2021 患者版）》

咳嗽是机体对呼吸道刺激的保护性生理反射。家长作为儿童的第一照护者，如能理解咳嗽相关的医疗知识，及早发现，理性用药，配合治疗，合理照护，对于咳嗽患儿的康复具有重要作用。基于此，中华医学会儿科学分会临床药理学组、国家儿童健康与疾病临床医学研究中心（重庆医科大学附属儿童医院）、中华医学会儿科学分会呼吸学组、中国医师协会儿科医师分会儿童呼吸专业委员会、兰州大学健康数据科学研究院、患者与公众指南联盟共同发起了《中国儿童咳嗽指南（2021 患者版）》的制订工作。鉴于该部患者与公众指南的工作组已在前期制订了相应的临床实践指南，为节约时间和资源，采用了"改写制订"的方式进行制订。

（一）推荐意见的形成

该指南工作组制订的《中国儿童咳嗽诊断与治疗临床实践指南（2021版）》于 2021 年 9 月在《中华儿科杂志》刊出，该患者指南中的推荐意见改写自上述指南。

（二）证据质量和推荐强度分级的转化

源指南使用了推荐分级的评估、制订与评价（GRADE）分级系统进行分级，患者版对源指南中的证据质量和推荐强度分级的呈现形式进行了转化，对应关系详见表 12-7。

表 12-7　源指南与患者指南中证据质量和推荐等级的对应关系

指南	证据质量和推荐等级							
源指南	2D	2C	2B	2A	1D	1C	1B	1A
患者指南	☺	☺☺	☺☺☺	☺☺☺☺	☺	☺☺	☺☺☺	☺☺☺☺

注：1，推荐强度为强；2，推荐强度为弱；A，证据质量为高；B，证据质量为中；C，证据质量为低；D，证据质量为极低；☺，推荐强度为强；☺，推荐强度为弱；☺或☺数量的多少代表证据质量的高低。

（三）患儿家长意见调研

课题组成员根据改编后的推荐意见，制作讨论提纲，采用焦点小组讨论法，邀请了 9 名咳嗽患儿家长参加，根据家长意见修改推荐意见的表述，提高其可读性。最后提交专家小组审阅修改后的指南全文。

（四）推荐意见示例

框 12-1　《中国儿童咳嗽指南（2021 患者版）》推荐意见示例

咳嗽患儿需要用抗菌药物吗？何时用？怎么用？

意见 7.1：急性咳嗽患儿不需要常规使用抗菌药物。☺☺☺☺

解释说明：大多数时候，抗菌药物就是指平时我们所说的"抗生素""消炎药"。急性咳嗽大多是呼吸道病毒感染所致，抗菌药物并没有治疗作用，且上呼吸道感染为自限性疾病，不用药也可以自行好转。滥用药不仅不能缓解咳嗽，反而可能造成肝肾功能损害、诱导细菌耐药、掩盖症状导致咳嗽时间更长等，所以抗菌药物不能常规使用。

意见 7.2：当医生判断急性咳嗽患儿需要使用抗菌药物时，可以选用口服阿莫西林或阿莫西林 - 克拉维酸钾，一般服用 5 ～ 7 天。当儿童对青霉素过敏或药物无法获得时，可考虑选用口服第二代头孢菌素或大环内酯类。☺☺

解释说明：当孩子急性咳嗽老不好，或者出现发热、咳脓痰、流脓涕、查血常规有炎症指标升高等，医生可能会判断孩子有细菌感染，此时就需要使用抗菌药物。

（五）优势与不足

该患者指南作为国内第一部儿童咳嗽领域患者与公众指南，为患儿家长提供了清晰明确且可读性较强的推荐意见，使用了笑脸符号呈现证据质量和推荐强度分级，且增加了思维导图（图 12-3），可以提升其对儿童咳嗽的认知，促进医患沟通。但同时，该指南在制订过程中仍存在一定的局限性，如：指南制订专家组中基层医生占比较小；未关注中医药相关内容；基于原版进行改编，未新增临床问题，可能未能全面回答患儿及其家长所关注的问题。

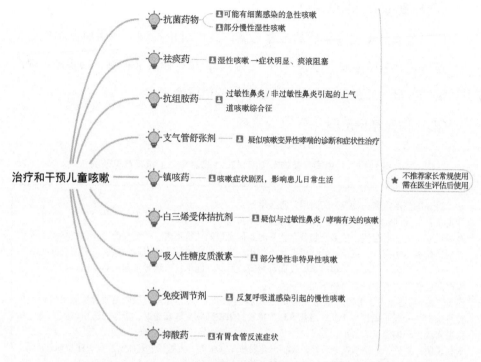

图 12-3 《中国儿童咳嗽指南（2021 患者版）》呈现形式示例

参考文献

[1] 陈耀龙，荀杨芹，李博，等 . 如何制订患者指南 . 协和医学杂志，2020，11（4）：453-458.

[2] FEARNS N, GRAHAM K, JOHNSTON G, et al. Improving the user experience of patient versions of clinical guidelines：user testing of a Scottish Intercollegiate Guideline Network（SIGN）patient version. BMC Health Serv Res，2016，16：37.

[3] 邢年路，周英凤，方园，等 . 基于证据的患者指南制定和发展的研究进展 . 解放军护理杂志，2021，38（7）：67-70.

[4] 王小琴，肖玉洁，马艳芳，等 . 中国临床实践指南制订者对患者指南认知度的调查 . 中国循证医学杂志，2019，19（1）：12-17.

[5] WANG X, CHEN Y, AKL E A, et al. The reporting checklist for public versions of

guidelines：RIGHT-PVG. Implement Sci，2021，16（1）：10.

[6]　王悦，董兴鲁，高胤桐，等．患者指南在中医药领域的发展策略及价值．中医杂志，2022，63（10）：923-926.

[7]　陈耀龙，蔡业峰，刘辉，等．促进患者与公众指南在中国发展的倡议．协和医学杂志，2022，13（4）：670-672.

[8]　刘辉，王华，刘云兰，等．中国儿童消化道异物管理指南（患者与公众版，2022）计划书．中国实用儿科杂志，2022，37（2）：81-87.

[9]　中华医学会消化内镜学分会儿科协作组，中国医师协会内镜医师分会儿科消化内镜专业委员会，患者与公众指南联盟．中国儿童消化道异物管理指南（患者与公众版，2022）．中国实用儿科杂志，2022，37（6）：401-414.

[10]　中华医学会儿科学分会临床药理学组，中华医学会儿科学分会呼吸学组，刘恩梅，等．中国儿童咳嗽指南（2021患者版）．儿科药学杂志，2021，27（S1）：17-22.

[11]　SIGN. SIGN 100：A handbook for patient and carer representatives. [2022-09-12]. https://www. sign. ac. uk/media/1052/sign100. pdf

[12]　王小琴，童雅婧，何江华，等．患者指南制订的基本原则和方法（一）．中国循证儿科杂志，2017，12（6）：476-478.

[13]　宁允，李文姣，程侣，等．患者及公众参与患者指南制定的思考．中国循证心血管医学杂志，2020，12（8）：908-911.

[14]　RASHID A，THOMAS V，SHAW T，et al. Patient and public involvement in the development of healthcare guidance：an overview of current methods and future challenges. Patient，2017，10（3）：277-282.

[15]　Guideline International Network. G-I-N Public Toolkit：Patient and Public Involvement in Guidelines. [2024-04-20]. https://g-i-n. net/wp-content/uploads/2022/01/Toolkit-combined. pdf.

[16]　晏利姣，梁士兵，余泽宇，等．患者版指南发展现状与研究前景．中国循证医学杂志，2023，23（2）：221-226.

[17]　YAN L J，LI S A，JIN X J，et al. Development of patient versions of guidelines in Chinese mainland：a systematic survey of current practices and methods. Patient Educ Couns，2022，105（12）：3410-3421.

[18]　李艳，陈耀龙，陈静，等．心肌梗死二级预防非药物措施患者指南的研制思路．中国循证医学杂志，2016，16（5）：617-620.

[19] 宁允，程侣，李文姣，等 . 患者指南制订方法的思考——患者指南的选题 . 中国循证
      心血管医学杂志，2020，12（11）：1308-1310.

[20] 邢年路，周英凤，方园，等 . 基于社会选择理论的妊娠期糖尿病非药物管理患者指南
      健康问题清单的构建 . 护理学杂志，2022，37（16）：26-30.

[21] 刘辉，姚媛媛，罗旭飞，等 . 患者与公众指南的制订方法：进展与案例 . 协和医学杂
      志，2023，14（5）：1091-1096.

附 录

缩略词表

缩略词	英文名词	中文含义
AAP	American Academy of Pediatrics	美国儿科学会
ACE2	angiotensin-converting enzyme 2	血管紧张素转换酶2
ACP	American College of Physicians	美国医师协会
AGREE II	Appraisal of Guidelines for Research & Evaluation II	指南研究与评价
AHA	American Heart Association	美国心脏协会
ASA	American Stroke Association	美国卒中协会
AWMF	Association of the Scientific Medical Societies in Germany	德国医学科学联合会
BIIP	Brief Inventory of Illness Perception	疾病感知简短清单
CDC	Centers for Disease Control and Prevention	美国疾病预防控制中心
CHD	congenital heart disease	先天性心脏病
ChiCTR	Chinese Clinical Trial Registry	中国临床试验注册中心
CICU	cardiac intensive care unit	心脏重症监护室
CNKI	China National Knowledge Infrastructure	中国知网
CPG	clinical practice guideline	临床实践指南
CTFPHE	Canadian Task Force on the Periodic Health Examination	加拿大定期健康体检工作组
ECRI	Emergency Care Research Institute	美国急救医学研究所
EQUATOR	Enhancing the QUAlity and Transparency Of health Research	提高健康研究质量和透明度
EtD	evidence to decision	从证据到推荐
FASD	fetal alcohol spectrum disorder	胎儿酒精谱系障碍
GGPO	German Guideline Program in Oncology	德国肿瘤学指南计划项目
GIN	Guideline International Network	国际指南协作网
GLIA	GuideLine Implementability Appraisal	指南可实施性评价
GPS	good practice statement	良好实践声明

续表

缩略词	英文名词	中文含义
GRADE	Grading of Recommendations, Assessment, Development and Evaluation	推荐分级的评估、制订与评价
HSCT	hematopoietic stem cell transplantation	造血干细胞移植
ICTRP	International Clinical Trials Registry Platform	国际临床试验注册平台
IGL	International Guidelines Library	国际指南数据库
iKT	integrated knowledge translation	综合知识传播
i-PARIHS	integrated-promoting action on research implementation in health services integrated framework	健康服务领域研究成果应用的行动促进框架
ISO	International Organization for Standardization	国际标准化组织
KT	knowledge translation	知识翻译
iSoF	interactive summary of findings	交互式结果摘要表
MAGIC	Making Grade the Irresistible Choice	指南快速推荐
NAM	National Academy of Medicine	美国国家医学院
NCBI	National Center for Biotechnology Information	美国国家生物技术信息中心
NGT	nominal group technique	名义群体法
NIAPAS	Northwick Park Pain Assessment Scale	诺威克公园疼痛评估量表
NICE	National Institute for Health and Care Excellence	英国国家卫生与临床优化研究所
NIH	National Institutes of Health	美国国立卫生研究院
NLM	National Library of Medicine	美国国立医学图书馆
N-PASS	Neonatal Pain, Agitation and Sedation Scale	新生儿疼痛、躁动及镇静评估量表
NSAID	nonsteroidal anti-inflammatory drugs	非甾体抗炎药
OCEBM	Oxford Centre for Evidence-Based Medicine	英国牛津大学循证医学中心
OR	odds ratio	比值比
PICU	pediatric intensive care unit	儿科重症监护病房
PPI	Partnership for Policy Implementation	政策实施合作伙伴
PREPARE	Practice guideline REgistration for transPAREncy	国际实践指南注册与透明化平台

缩略词	英文名词	中文含义
PVG	patient and public versions of guidelines	患者与公众版指南
RCPCH	Royal College of Paediatrics and Child Health	英国皇家儿科及儿童健康学会
RCT	randomized controlled trial	随机对照试验
RD	risk difference	危险度差值
RIGHT	Reporting Items for practice Guidelines in Healthcare	医学实践指南报告清单
RIGHT-COI&F	Reporting Items of practice Guidelines in Healthcare for Conflicts of Interest and Funding	医学实践指南利益冲突和资助报告规范
RIGHT-P	Reporting Items for practice Guidelines in Healthcare for Protocols	医学实践指南计划书报告规范
RIGHT-PVG	Reporting Items for practice Guidelines in Healthcare for public or patient versions of guidelines	患者与公众指南报告清单
RR	relative risk	相对危险度
SIGN	Scottish Intercollegiate Guidelines Network	苏格兰校际指南网络
SinoMed	Chinese Biomedical Literature Service System	中国生物医学文献服务系统
SMD	standardized mean difference	标准化均数差
STAR	Scientific, Transparent and Applicable Ranking tools for clinical practice guidelines	指南科学性、透明性和适用性评级工具
USPSTF	Unite State Preventive Services Task Force	美国预防服务工作组
WHO	World Health Organization	世界卫生组织
WMD	weighted mean difference	加权均数差